Katarzyna Dorosz

El camino a la felicidad

La alegría en la vida del adulto mayor

Derechos de Autor © Katarzyna Dorosz

Distribuido por MULTICOLOMBIA S.A.S.
Publicado por MULTICOLOMBIA S.A.S.
www. multicolombia.biz
Impreso en Colombia, Sudamérica

Ilustraciones para el libro por
Sławomir Bielenia

Diseño de Portada
Łukasz Bieszke

Foto: Beata Izabela Jastrzębska

Asesoramiento Sustantivo y Corrección
Katarzyna Królewicz-Gorzelańczyk

Composición
Composición Alfa Łukasz Bieszke
biuro@alfasklad.com.pl

Traducción de Inglés a Español
Monika Maria Aniela Pawlak
Multicolombia SAS

Todos los derechos reservados.
Ninguna parte de este libro se puede
publicar ni reproducir en modo
alguno sin el permiso escrito
por la editorial.

ISBN: 979-86-662522-0-8

Dedico este libro a la Sra. Alicja Bielenia

– Algunas personas hacen que el mundo sea más especial sólo por el hecho de existir.

INDÍCE

Capítulo 1 **El cuerpo y el psíque** 13

Capítulo 2 **El poder de la autoestima** 37

Capítulo 3 **Pensamiento positivo** 45

Capítulo 4 **El perdón** 55

Capítulo 5 **Envejece con estilo** 61

Capítulo 6 **El poder curativo de las emociones** 69

Capítulo 7 **Revitalización** 81

Capítulo 8 **La dieta de revitalización** 89

Capítulo 9 **Hábitos alimentarios saludables** 105

Nuestro cuerpo es increíble: imagine una máquina potente y completa donde cada componente, incluso la parte más pequeña, tiene su propia tarea y responsabilidad.

¿Nuestra dieta y estilo de vida cotidiano afectan nuestra felicidad y, en última instancia, a nosotros mismos? ¿Realmente tenemos control total sobre nuestra salud, emociones y psique? Estas son solo algunas de las preguntas que abordaremos en este libro. Seamos completamente honestos, incluso un libro de 1000 páginas no sería suficiente para elaborar o discutir completamente estos problemas. Sin embargo, debemos adaptarnos a nuestro rápido ritmo de vida y a la constante falta de tiempo libre que limita nuestra capacidad de cuidarnos a nosotros mismos. Este libro está diseñado para tu ocupado estilo de vida. Contestará las preguntas más importantes para ti de manera eficiente y en tiempo oportuno.

¿Porque la gente está hiriéndose tan mal?

Esta pregunta es increíblemente fácil de responder. Incumplimiento en seguir las buenas rutinas en la vida privada y profesional, malos hábitos alimenticios, etc. Ya nadie "celebra" las comidas, como lo hacíamos en el pasado como familia. Hoy, tratamos el acto de comer como otra cosa más para hacer en la lista de tareas en nuestras ocupadas vidas.

No conocemos ni nos importa lo que comemos o cómo comerlo adecuadamente: solo comemos para combatir el hambre, no para ayudar a que nuestro cuerpo trabaje para nosotros adecuadamente y que se mantenga saludable. ¿El consumo? Por la oficina, la computadora, o en medio de un montón de papeles.

Así no debe ser como nos cuidamos. Hemos olvidado cómo **tratar nuestro cuerpo como el más hermoso templo** y celebrar la salud todos los días. **Seguramente como seres humanos, merecemos lo mejor.**

A menudo, realmente no importa si nuestra comida es sofisticada – es la alegría y la satisfacción que viene con servir una comida increíble lo que realmente cuenta. Las cosas sencillas a veces cuentan: la vajilla elegante, una vela, unas servilletas hermosas. Todo importa porque cambia tu paz interior y tu satisfacción con la vida. Además, es la clave para comprender la manera en que nuestro cuerpo (y alma) "digiere" una comida.

Probablemente seas meticuloso al preocuparte por el mantenimiento de tu automóvil; sin duda, usas gas de alta calidad, realizas controles de mantenimiento y servicio regulares, etc. Si incluso sospechas que algo puede estar mal, ¿no irías inmediatamente a ver a un mecánico? Todo lo que surge del miedo al no llegar más lejos. ¿Le permitirías a tu cuerpo incluso una fracción del mismo cuidado?

Es increíble cómo las personas en el siglo XXI, que viven en el llamado mundo desarrollado y que poseen todas las oportunidades para cuidar bien su cuerpo, están autodestruyendo su salud por negligencia: la fiebre constante, el estrés, la inactividad y la mala dieta. Las personas en los países menos desarrollados se ven obligadas a vivir de manera diferente y a mantener mejores hábitos de estilo de vida. ¿Sea un costo inevitable del desarrollo social? Parece ser un poco demasiado alto.

¿Y si nuestra visita al médico dependiera del grado de nuestro autocuidado? Talvez ya es tiempo a prestar atención de lo que comemos y como comemos. Por miedo… Mi amada abuela me decía que es mejor correr en vez de acostarse. Antes no entendía sus palabras, pero ahora las siento en cada paso que tomo…Y las aprecio. Por tres años yo buscaba temas interesantes e importantes para libros y artículos. Hoy quiero compartir toda la sabiduría que he recogido en este libro.

Eres lo que Comes

Cada célula de nuestro cuerpo necesita diferentes nutrientes biológicos. Su trabajo es asegurarse de proporcionarlos. Es la mejor manera de asegurarse de que tu cuerpo se mantenga en buena salud por más tiempo. ¿No sería lindo estar frente al espejo todos los días y poder decir honestamente: "me preocupo por mí mismo, porque me amo a mí mismo"?

Es una simple verdad – mientras no se pueda amarse y aceptarse a uno mismo, no se puede amar verdaderamente a nadie más.

Este libro es para cualquiera que quiera vivir en armonía con la naturaleza y consigo mismo. Si deseas descubrir la alegría más simple de la vida en cosas grandes y pequeñas, este libro es adecuado para ti. Aprenderás cómo extraer una inmensa felicidad incluso de las cosas pequeñas que adornan nuestra vida cotidiana, mantenerte saludable y preocuparte por tu mismo.

Espero que estos consejos simples pero significativos te lleven a hacer un cambio fundamental en tu vida, para cambiar tus hábitos.
Para cambiar tu vida.
Para embarcar hacia el camino a la felicidad…

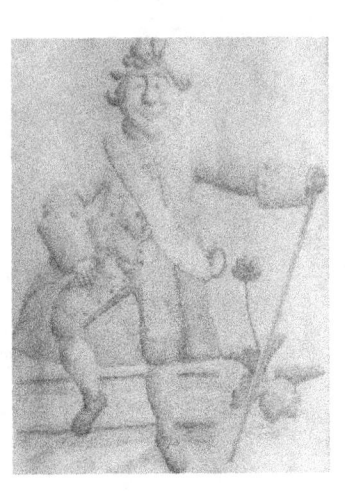

Porque nuestra respiración
conecta nuestra mente con nuestro cuerpo
al construir un puente
entre lo consciente y lo inconsciente.
Hoy dirigiré mi atención cada momento
hacia mi respiración.
Así es como enfrentaré
el presente.

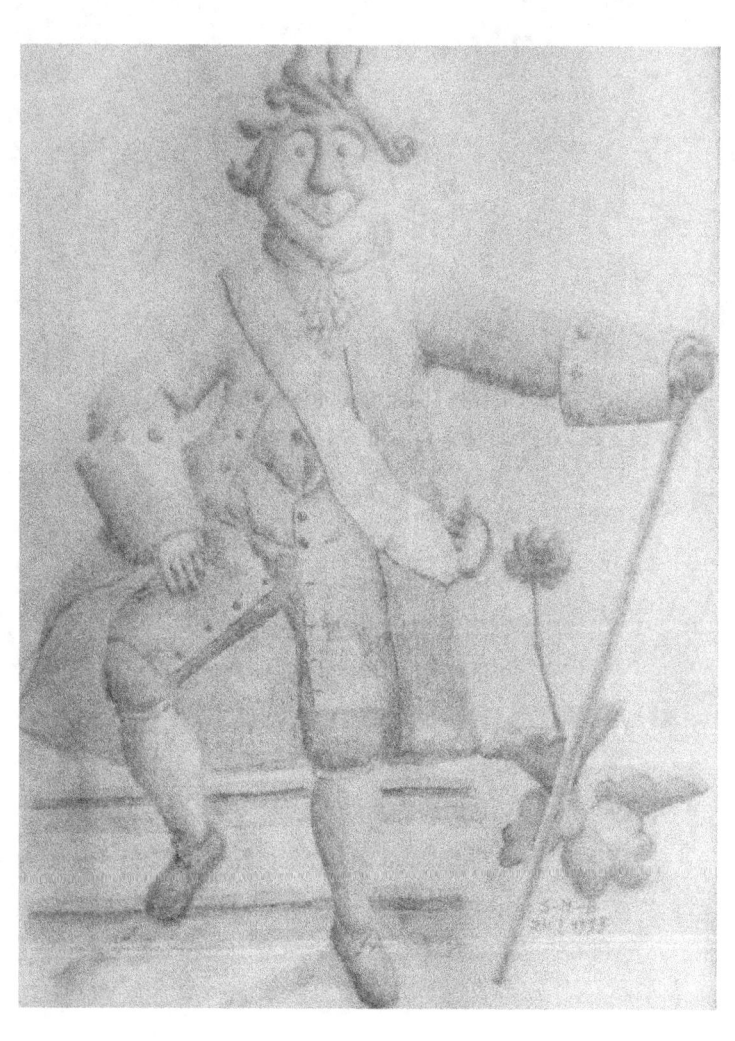

Capítulo 1
El cuerpo y la psique

Todo empieza en tu "mente" – porque la mente determina como tus emociones y crianzas afectan tu salud.

No es un descubrimiento nuevo. De hecho, es más que un conocimiento común que nuestras emociones y estado mental tienen un impacto crucial en nuestra salud física. ¿Con qué frecuencia has escuchado las frases: "muerto de miedo" o "enfermo de preocupación"? Asimismo, se dice "tuvo la voluntad de vivir" y "se rompió el corazón". Estos dichos comunes no están tan lejos de la realidad ...

Los científicos modernos han demostrado muchas veces que existe una relación importante entre la salud mental y física, cuya existencia fue sospechada de hace mucho tiempo. Sin embargo, la creencia de que un colapso emocional fulminante puede causar la muerte se remonta a los tiempos bíblicos. La ciencia médica nos ha demostrado que un repentino alto nivel de miedo puede conducir a la muerte súbita. Esto no es un hecho poco común hoy en día. Después de un terremoto en 1994, dos médicos del Good Samaritan Hospital de Los Ángeles estudiaron la incidencia de ataques cardíacos y muerte súbita. Sus resultados presentados al Colegio Americano de Cardiología en 1995 fueron inequívocos: el día del terremoto, la tasa de muertes causadas por un ataque cardíaco fue repentina y significativamente mayor.

La conexión mente-cuerpo parece fácilmente comprobado, pero vale la pena detenerse por un minuto y pensar en esta relación entre cuerpo y mente. En realidad, debe considerar el eje mente-cuerpo como un único "mecanismo" unido. El problema es que hoy muchas personas lo han ignorado. Mientras nosotros o alguien cercano a nosotros no tenga problemas de salud graves, hemos optado por ignorar estos problemas.

Con demasiada frecuencia en la realidad moderna, el tiempo para el cuidado de la salud es reemplazado por el tiempo para ganar más dinero o gastarlo.

Desventajas de la vida consumista

¿Dónde está el tiempo para relajarse o vacacionar? ¿Tiempo sin las sirenas del siempre exigente celular? Estamos viviendo con estrés constante, nuestra rápida toma de decisiones y responsabilidades crecientes. Este estilo de vida impacta negativamente en nuestra salud mental, nuestras emociones, autoestima y percepción.

Psicóloga - Lidia Temoshok - publicó una investigación que demuestra claramente que la búsqueda sistemática de hábitos no saludables de este estilo de vida puede causar el desarrollo y la progresión del cáncer. Ella lo llamó una "personalidad tipo C". Las características de este tipo de personalidad tipo C son la tendencia al sacrificio, la excesiva cortesía o sumisión, las respuestas pasivas al estrés y la represión de la ira y las emociones negativas. Temoshok presenta la tarea de los métodos de enfrentar el estrés como un continuo. En su opinión, las personas con mayores posibilidades de desarrollar cáncer son las que comúnmente se considerarían "las más amables de todas". Parece que los mansos no necesariamente siempre heredan el mundo.

¡Entonces, sé asertivo – No escondas tu ira!

¿Cómo luchamos contra el estrés? ¡Haz ejercicio! Sé activo – nada, corre, toma clases de yoga. Personalmente, yo recomiendo flamenco para desestresarse vigorosamente y rítmicamente por bailar.

No escondas tus emociones, especialmente las negativas. Nunca permites que te acumulen y te infecten. Por la noche, en lugar de mirar televisión, salga a caminar, cálmate, disminuya la velocidad, tómate unos minutos para contemplar la naturaleza, el sol, la luna, las estrellas, el viento, tal vez solo el canto de los pájaros. Realiza algo especial para ti ahora, no a último momento cuando ya sea demasiado tarde. Sobre todo, cuídate y ámate a ti mismo de la misma manera que cuidas a tu familia, amigos, mascotas, carrera o automóvil.

Cómo la mente puede afectar el cuerpo: Psiconeuroinmunología

En 1981, Robert Ader, al lanzar su nuevo libro - "Psiconeuroinmunología" fundó un campo completamente nuevo en psicología. Estaba escribiendo sobre las conexiones entre el sistema inmune y el cerebro, y su impacto en la salud humana en general. Mencionó las importantes conexiones entre tres sistemas del cuerpo humano: el sistema inmunológico, el sistema endocrino y el sistema nervioso. En ese momento esto era un concepto revolucionario en la medicina.

El sistema inmunitario está compuesto por muchos tipos de células y órganos que trabajan juntos para defender el cuerpo contra los "ataques" negativos del entorno exterior. Cuando todo funciona bien, el sistema inmunitario está luchando contra muchos patógenos como virus y bacterias. A veces, el sistema funciona mal y reconoce falsamente algunos antígenos corporales neutros como patógenos y se vuelve contra sí mismo causando una enfermedad grave llamada la enfermedad "autoinmune".

Como el sistema inmunológico funciona

El sistema inmune juega un papel crucial en la lucha contra el cáncer. Una teoría científica propone que normalmente las células inmunes están constantemente "patrullando" el cuerpo para encontrar y destruir posibles células cancerosas. Por lo tanto, se deduce que, si el sistema inmunitario está sobrecargado o funciona mal, puede dar lugar a la aparición de cáncer. El sistema inmune es un arma indispensable contra el cáncer hecha de muchos tipos diferentes de células inmunes.

Aquí presentamos algunas de ellas:

Linfocitos: son glóbulos blancos y los elementos más importantes del sistema inmunitario. Hay dos tipos básicos de linfocitos: las células B y las células T.

Linfocitos B (células B): son responsables de secretar anticuerpos contra los antígenos. Los antígenos son los componentes moleculares en la superficie de los virus, bacterias y otros patógenos que circulan en el torrente sanguíneo. Las células B tienen la capacidad de reconocer el antígeno para luchar contra un tipo particular de patógeno.

Linfocitos T (células T asesinas): son el tipo de linfocito que regula las respuestas inmunológicas. Las células T producen citocinas, un tipo de proteína que estimula a otras células a defender el cuerpo de los patógenos. Las células T luchan directamente solo con un tipo de patógeno. Puede atacar las células cancerosas. Hay dos tipos de células T.

Células T auxiliares – esenciales para activar las células B y T y otras respuestas inmunitarias. La deficiencia significativa de células T auxiliares es característica de las personas que luchan contra el SIDA. La activación de células T auxiliares ayuda a activar las células T citotóxicas y los macrófagos para atacar a las células infectadas, o estimula a las células B a secretar anticuerpos.

Células T Supresoras (células T reguladoras): responsables de "apagar" las células auxiliares después de producir suficientes antígenos para prevenir que el cuerpo contraiga la enfermedad autoinmune.

Células Asesinas Naturales (Células NK): son armas de inmunidad crítica. Son diferentes de las células T – no necesitan reconocer el tipo de antígeno. Es importante para combatir muchos tipos de patógenos.

Fagocitos: glóbulos blancos con la capacidad de engullir y eliminar las bacterias y otros patógenos de la sangre.

Macrófagos: son un tipo específico de fagocito, universalmente presente. Engulle a los microbios y antígenos una vez activados por el sistema inmune.

El sistema inmunológico incorpora muchos órganos como médula ósea, timo, ganglios linfáticos, bazo, amígdalas, y vasos linfáticos y sanguíneos.

La psiconeuroinmunología (PNI) nos informa sobre las conexiones entre los aspectos psicológicos y las interacciones en función de los sistemas neurológicos y endocrinos, con los procesos inmunes. Describe cómo estas tres "áreas" regularmente interactúan para afectar nuestra salud.

Aquí tienes algunos ejemplos de nuevas áreas de investigación de este campo de ciencia increíblemente interesante:
- El efecto del daño cerebral puede afectar el sistema inmunológico,
- Lateralidad (dominio de un lado del cerebro sobre el otro en el control de funciones clave) y su impacto en las enfermedades del sistema inmunitario,
- Factores que estimulan el sistema inmunológico para combatir los patógenos.

El estrés y la relajación

Cada uno de nosotros a veces siente un cansancio extremo causado por demasiadas horas seguidas de trabajo. Cada año en Japón, más de 30,000 personas mueren por exceso de trabajo. La economista estadounidense Juliet B. con su investigación demostró que cada generación de estadounidenses pierde 47 horas de tiempo libre en comparación con la generación anterior. En 1886, la ciencia llegó a la conclusión de que **el estrés no es causado por lo que les sucede a las personas, sino por cómo el interior del cuerpo reacciona ante estas situaciones.**

El término "estrés" fue utilizado por primera vez por Hans Hugon Selye, quien centró sus 50 años de carrera científica en este fenómeno. ¡Publicó más de 1400 artículos y 30 libros sobre el estrés! Después de todos estos años, sus amigos incluso le dieron un apodo: Dr. Stress.

Selye fue el primero a quien se le ocurrió la idea de que muchas enfermedades somáticas en realidad son causadas por problemas para lidiar con la ira y el estrés. En su primer libro, *El Estrés de la Vida*, introdujo el término Síndrome de Adaptación General (GAS) y como los problemas asociados a él pueden causar graves consecuencias a la salud. En su trabajo, a menudo se refería a los principios de Walter Cannon.

Walter Cannon es llamado el padre de la filosofía del estrés. Basado en el trabajo del filósofo y fisiólogo francés del siglo XIX, Claude Bernard, estableció el término homeostasis. En su libro, **La Sabiduria del Cuerpo**, mostró cómo el cuerpo humano se sintoniza naturalmente para perseguir, alcanzar y preservar el equilibrio interno del cuerpo ("le milieu intérieur" de Bernard) como reacción a los factores ambientales externos. Este equilibrio natural era lo que él llamaba homeostasis.

Cannon llevó la teoría de la "respuesta de lucha o huida" al entendimiento popular. Muestra las dos formas opuestas en que las personas reaccionan al estrés. En la antigüedad, las personas enfrentaban diferentes factores estresantes, por ejemplo, desastres naturales o ataques de los depredadores – hoy en día, estamos luchando con un trabajo estresante, presión social, problemas de dinero e incluso problemas en la vida familiar y privada... "Plus ça change, plus c'est la même chose".

Cuando algo te asusta, tu sistema simpático se pone en acción. Su cuerpo produce catecolaminas – el tipo de hormonas que empuja a todos los órganos a reaccionar al máximo ante la situación estresante. Después de solo unos segundos, se libera adrenalina y noradrenalina, lo que rápidamente provoca cambios significativos en todo el cuerpo. Su corazón late mucho más rápido, la respiración es más rápida y superficial, y la presión arterial y los niveles de azúcar en la sangre aumentan instantáneamente. Se mejora la percepción visual y, al mismo tiempo, disminuye la percepción del dolor. El sistema digestivo deja de funcionar temporalmente, junto con todos los procesos responsables del crecimiento y la reproducción. Las prioridades están reasignadas a las reacciones de estrés.

Basado en el trabajo de Cannon, Selye comprobó que la falta de armonía emocional y psicológica puede causar enfermedades físicas graves. Lo que es importante entender, él también reiteró es que *no todo estrés es malo*, y *no todo estrés causa daño*. El estrés breve, controlado y no demasiado intenso puede afectar positivamente tanto el desarrollo intelectual como el emocional.

Desde el punto de vista médico, el estrés es un proceso natural y está causando muchos cambios específicos en todo el cuerpo. Además, no solo los humanos sino también los animales experimentan esto.

El estrés puede ser causado por estimulantes psicológicos, como conflictos internos o externos, ya sea con otra persona o la frustración dentro de uno mismo. Sin embargo, también hay algunos factores biológicos que pueden provocar el mismo efecto, por ejemplo, temperaturas extremas o estrés físico debido al esfuerzo, el hambre o el dolor.

El estrés se puede dividir en tres etapas:
– reacción de alarma,
– resistencia,
– agotamiento.

El estrés causa alteración en la homeostasis interna. En algunos casos, cuando la reacción al estrés es extremadamente intensa, puede causar el agotamiento de las capacidades de la adaptación y la lucha, lo que puede conducir a muchos problemas de salud como enfermedades circulatorias, reumatismo, trastornos digestivos y metabólicos, o incluso reacciones alérgicas en la piel.

La relajación

Frecuentemente, la relajación se asocia con alivio y descanso físico y emocional. Más profesionalmente, se llamaría como un estado emocional de baja tensión psicológica. El término "relajación" fue utilizado por primera vez por un médico de la Universidad de Harvard – el profesor Herbert Benson había estado trabajando en la investigación de la meditación.

La relajación como oposición a la respuesta de "lucha o huida" consiste en la disminución de la actividad del sistema simpático. Para el cuerpo significa:
- De 10 a 20% menos de uso de oxígeno,
- Disminución del pulso (aproximadamente 3 latidos por minuto menos que el promedio),
- Respiración más lenta y profunda,
- Menor nivel de producción de ácido láctico,
- Mayor producción de ondas alfa del cerebro.

Durante un día normal, tu cerebro utiliza principalmente ondas beta. Cuando te relajas, la frecuencia de las ondas cerebrales disminuye, causando una tensión más baja en todo el cuerpo. Las ondas alfa dominan y esto conduce a un funcionamiento más saludable (más lento) de todos los procesos biológicos. También resulta en un nivel más bajo de hormonas del estrés. En este estado, una persona está más abierta a sugerencias, afirmaciones positivas y emociones. Esta llamada etapa "alfa" aparece naturalmente justo antes de que nos quedemos dormidos, y justo después de despertar.

En adición, relajarse también resulta en:
- menos tensión en los músculos,
- un ritmo más lento del metabolismo,
- la relajación y dilatación de los vasos sanguíneos,
- la aumentación de la temperatura de algunas partes de cuerpo.

Es importante recordar que, durante la relajación, tu cuerpo está aflojando toda la tensión muscular innecesaria y provoca la suavización de las emociones y una sensación general de calma.

Según Benson, la relajación se puede lograr con muchas técnicas. El más efectivo para lograr los mejores efectos siempre depende de la naturaleza y la elección personal. Sin embargo, no importa cual se elija, se debe usarlo todos los días, al menos por 10-20 minutos. También se debe tener cuidado de encontrar un ambiente tranquilo y silencioso, sin distracciones.

Creo que vale la pena mencionar aquí algunas investigaciones sobre el uso de la oración como técnica de terapia. Benson encontró muchos ejemplos, por ejemplo, cuando una *Oración de Jesús* cristiana fue usada como una técnica de "relajación" en la Grecia del siglo XIV. A los participantes se les pidió que se quedaran quietos y repitieran las palabras de oración manteniendo una respiración rítmica y tranquila durante todo este proceso.

Para resumir, en cualquier técnica de relajación, es importante:
- repetir sistemáticamente las sesiones a plazos similares,
- elegir un lugar sin distracciones, tranquilo y silencioso, con la presencia de algún icono o símbolo inspirador y / o religioso.

Esta técnica ayuda a uno a alcanzar un estado de paz total y quietud mental, así como concentración al mismo tiempo. Es evidentemente cierto que la meditación es una forma de calmar la mente para encontrar el verdadero "yo" dentro de nosotros.

Tanto en medicina como en psicología, los médicos utilizan técnicas de relajación como parte de la terapia. Existen pruebas de que la relajación puede ser muy efectiva para reducir los síntomas de diversos problemas médicos y, por supuesto, disminuir los efectos secundarios psicológicos y emocionales negativos.

Estas actividades también se han utilizado para activar el sistema inmunológico o para recuperar la homeostasis después de ataques alérgicos o asmáticos. Tener una alergia no significa que el cuerpo del paciente tenga un sistema inmunológico débil, sino que en realidad el sistema está "reaccionando de forma exagerada" a los alérgenos o patógenos externos.

Todas las actividades de relajación se basan en la estimulación del sistema nervioso parasimpático, especialmente en las partes responsables del descanso y la regeneración. Un cuerpo relajado significa un nivel de estrés más bajo. ¿Cómo reconocemos este estado? A veces, se puede verlo y sentirlo fácilmente – músculos descansados, sudoración más ligera, respiración más lenta y profunda. Otros efectos no son tan obvios – menor proporción de hormonas del estrés (cortisol y epinefrina), un aumento de la temperatura corporal y un mejor suministro de sangre.

La relajación, como entrenamiento "psicológico", tiene un impacto crucial no solo en nuestro cuerpo sino también en nuestra mente. Te permite controlar y cambiar la forma en que estás reaccionando a varios estados mentales y psicológicos. Gracias a este tipo de entrenamiento, se puede disminuir significativamente las posibilidades de experimentar miedo y depresión, y aprender a controlar tu ira. También puede ayudarte a mejorar tu capacidad de concentración.

Visualización

La visualización es simplemente crear "imágenes" en tu mente. Consiste en imaginar cosas que pueden hacer experimentar a los sentidos: visión, oído, gusto, olfato y tacto. Representa un ejercicio psicológico que ayuda con la motivación, la realización de objetivos y la mejora de la satisfacción con la vida.

Aprendamos a trabajar con nuestra imaginación al enfocar nuestras mentes en una imagen positiva de nuestras necesidades y deseos. Esta imagen mental particular ayuda que se haga realidad a lo que realmente quieres. Solo espera tu decisión sobre lo que quieres y cómo lo vas a visualizar.

El objetivo principal aquí es cambiar tu actitud por cambiar tus pensamientos y creencias. Para ser el dueño de tu propia vida y destino, primero tendrás que aprender a controlar completamente tu mente. ¡Domina la conexión MENTE-CUERPO!

Tu actitud y forma de pensar sobre la vida es crucial para lo que realmente te está sucediendo. Lo hacemos todo el tiempo – estamos controlando nuestras vidas de manera totalmente inconsciente. Cada área de tu vida se ve afectada por la regla de "lo similar atrae a lo similar". El pensamiento positivo tiene buenos beneficios que a su vez ayudan el estado mental también.

La paz interior y vivir en armonía personal es la clave para comprender todas las experiencias de vida (tanto buenas como malas) que son la suma y el efecto de los propios pensamientos y actitudes. Eres tú mismo, quien es responsable de crear tu propia realidad. Nada y nadie más importa. Con un poco de ayuda de tu mente, puedes ser tu creador. Nada es realmente imposible SI realmente lo quieres. Debes cambiar tus deseos en el destino de tu voluntad. Entonces, se vuelve más fácil – la voluntad es la intención.

Esta intención se convierte en el conductor, y una meta es cualquiera que sea **tu elección**.

Deberías adoptar esta actitud positiva como tu estado mental predeterminado – parte de tu vida cotidiana y de cada sesión de visualización. Esto puede brindarte una verdadera tranquilidad, como nunca antes habías experimentado. Insisto a tomar el mando y la plena responsabilidad de tu vida.

Esto te dará el poder de cambiarlo para tu beneficio y el de los demás.

La psicóloga, Jeanne Achterberg de San Francisco, propuso que cada sociedad tiene sus propios rituales que ayudan a sus miembros a enfrentar los momentos más difíciles de sus vidas. Otro científico, Carl Simonton, escribió un libro sobre el papel de la visualización en la lucha contra el cáncer – *Getting Well Again*.

Recuerda, que la visualización debe ser una adición al tratamiento médico, ¡no su remplazo!!

Para los pacientes con enfermedades somáticas, la visualización se utiliza para empujar al cuerpo a combatir la enfermedad. Es importante darse cuenta de que el desarrollo de la enfermedad y la "rendición" en la lucha mental contra ella está ocurriendo al mismo tiempo tanto físicamente como mentalmente. Los científicos están probando los fenómenos de un circuito de retroalimentación que opera entre procesos biológicos en el cuerpo y la conciencia mental. Hay un método, llamado "biorretroalimentación" y se centra en controlar estos procesos.

Los resultados de extensos ensayos científicos muestran claramente que cada paciente puede aprender a controlar y modificar algunas de las funciones biológicas de su cuerpo, como los latidos del corazón, la presión arterial o la temperatura, simplemente mediante la *visualización*. Por lo tanto, para aquellos que desean alcanzar una buena salud, será necesario mantener la armonía entre cuatro áreas vitales interconectadas de sus vidas: física, espiritual, psicológica y social.

La enfermedad es un proceso, afectado por muchos factores diferentes, no solo patógenos biológicos o problemas genéticos, sino que también está profundamente determinado por el estilo de vida, las creencias, la actitud y la dieta. En realidad, hay un factor más, muy importante – la voluntad de la vida. Esto tiene un grave impacto en el funcionamiento del sistema inmunológico y otros sistemas de lucha contra enfermedades innatas del cuerpo. Un punto muerto en la vida puede conducir a sentimientos de impotencia o desesperanza. Esto a su vez puede conducir a la creación de síntomas patológicos y finalmente a la manifestación de enfermedades graves.

Tu mañana feliz

Me gustaría introducirte a uno de los métodos más útiles que he utilizado.

Cuando te despiertes, comienza el día con una sonrisa sincera. El nuevo día es la renovación y una buena razón para ser feliz. Siéntate en el piso y comienza con algunos ejercicios de estiramiento tranquilos y lentos.

Cuando tu cuerpo está precalentado, ya comenzarás a sentir el trabajo de las endorfinas (estas son las hormonas de la alegría del cuerpo). Ahora, cierra los ojos y medita por unos minutos – puedes sentarte o acostarte. Tu respiración debe ser controlada, deliberada y lenta. Tu mente se volverá progresivamente clara y libre de toda la negatividad que la agobia.

Cuando abres los ojos, deberías sentir una paz refrescante y una fuerte precognición de que todo será como debería ser hoy. Te sentirás tranquilo y seguro. Ahora puedes pensar positivamente fácilmente.

Toma un libro con algunas citas motivadoras, Biblia, poesía, lo que quiera, y lea constantemente y con comprensión durante 5 minutos. Luego tómate uno o dos minutos para reflexionar sobre el sentido de lo que acabaste de leer.

Intenta asegurarte de que tu horario te permita hacer 20 minutos de este ritual todas las mañanas. Esta rutina simple asegurará que seas más fuerte cada día y te dará el poder necesario para enfrentar tus desafíos diarios.

El poder terapéutico de la amistad

El psicólogo Robert Ornstein y Dr. David Sobel escribieron el libro *Healthy Pleasures* dónde detallan su propia visión del placer.

El cerebro humano tiene muchas formas de transmitir la señal de placer de una célula nerviosa a la otra. Lo interesante es la evolución de nuestra capacidad humana de experimentar placer. A lo largo del proceso de evolución, a todos los seres vivos se le han dado placeres como comer o contacto físico. Los comportamientos que conducen al placer o al éxito se refuerzan a sí mismos y son cada vez más agradables.

Siendo millonario, siguiendo una dieta saludable y haciendo deporte no es suficiente para mantenerse o estar saludable y feliz por sí sólo.

El camino más sencillo y directo a la felicidad es dar y cuidar de otros.

Hoy en día, hay tantos grupos de apoyo y autoayuda que todos pueden participar en uno. Estos grupos apoyados por sus propios miembros se ayudan mutuamente. La participación en este tipo de reuniones ayuda a combatir el sentimiento de aislamiento social y soledad, que todos nosotros desarrollamos en alguna etapa de la vida.

Teresa Seeman de la Universidad del Sur de California ha descrito los lazos sociales de las personas mayores. Entrevistó a casi 3 mil personas mayores de 65 años, ninguna de las cuales vivía en una casa de retiro o residencial o de ancianos. Llegó a la conclusión de que, para estas personas, es importante no solo tener a alguien cercano, sino también tener la capacidad de compartir con otros importantes desarrollos en sus vidas y compartir sus emociones con amigos o familiares. Tener una esposa o un esposo no siempre se suma al mejor apoyo emocional. Los niños, aunque sean una bendición, en algún momento solo pueden brindar apoyo material, desafortunadamente no siempre la asistencia emocional que necesitamos. Cuando esto sucede, podemos recurrir a nuestros amigos y colegas, aunque podría ser cualquier persona que sea realmente capaz de escuchar, empatizar, apoyar y comprender. Ni siquiera parece importar si estas personas están físicamente cerca. Lo que realmente importa es la voluntad de ayudar y estar disponible cuando sea necesario.

El apoyo es más que una presencia física.

El amor y el afecto pueden ser el factor decisivo cuando se trata de cruzar la delgada línea entre la salud y la enfermedad. Después de todo, esto es exactamente lo que decide cuando estamos felices y empoderados, o desmotivados y tristes.

El Dr. Dean Ornish en su libro *Love and Survival* (*Amor y Supervivencia*) señala que la sensación de ser apoyado y unido con las personas que lo rodean tiene un impacto crucial para su salud. Cuando te sientes amado y rodeado de personas que realmente se preocupan por ti, eres más feliz y eso equivale a ser simplemente más saludable. El riesgo de enfermarse gravemente en ese momento disminuye, e incluso si la enfermedad ocurre, tienes una mejor probabilidad de recuperarte rápidamente.

El amor y las relaciones amorosas actúan como un escudo físico y emocional. Influyen profundamente en el sistema inmunitario y hacen que el cuerpo y la mente sean más resistentes. El Dr. Pasteur alguna vez usó una buena metáfora para describir esta situación. Dijo que el aislamiento y la soledad es un gran ambiente para el crecimiento de microbios y patógenos, patógenos tanto físicos como mentales. Es por eso que, en todo el mundo, todas las culturas y naciones exitosas cultivan la unidad y el afecto como parte de la tradición y la vida espiritual de su sociedad.

El amor es un fenómeno difícil de describir con palabras. Como un hermoso amanecer o atardecer, todos podemos sentirlo, pero a veces nos cuesta describirlo completamente, ya sea en palabras, música o arte. Todos quieren experimentarlo. La razón por la cual, durante siglos, las personas han buscado alguna técnica universal para encontrar el amor verdadero. Es importante decir aquí, que la intimidad no debe ser solo sobre el amor. Debería ser también sobre la paz, la paz interior espiritual y emocional. ¿Alguna vez te has preguntado qué es eso? Podría ser una sensación de total apertura mental para todo lo que puede o no suceder. También puede significar *la confianza* en el poder de recuperación. O una completa disposición para vivir en armonía con todo lo que sucede en tu vida en este momento.

Para mí personalmente, esto equivale a una existencia llena de amor, intimidad, sabiduría verdadera y valentía.

La terapia musical

Un elemento frecuentemente descuidado en la larga lista de pequeños placeres de la vida es la música. La fuerte conexión entre la música y el proceso de recuperación física y espiritual era conocida por las personas incluso en la antigüedad. En el siglo XIX, los científicos se interesaron en el impacto de la música en los procesos físicos del cuerpo, como los latidos del corazón, la presión arterial o la respiración. En 1986, el Journal of Music Therapy publicó los resultados de su análisis de 30 investigaciones diferentes sobre el papel de la música en la terapia médica y la recuperación de enfermedades.

Existe una opinión común de que las técnicas de distracción como la relajación, la meditación, la hipnosis o la visualización son muy efectivas como cura del dolor. Mucha gente ha usado esta técnica de musicoterapia completamente inconscientemente. ¿Cuántas veces te has automedicado escuchando música para distraerte de las emociones negativas o el sufrimiento mental, o simplemente para aliviar el aburrimiento?

La risa saludable

Casi universalmente se sostiene que la felicidad y la risa naturales son buenas para nosotros. ¡Y esto sí es cierto! Una buena risa, una broma o cualquier cosa que nos haga sonreír tiene un impacto relajante en el cuerpo y la mente. Es uno de esos placeres autorreforzantes discutidos anteriormente en este capítulo.

El Dr. Hamillton House había realizado investigaciones sobre este fenómeno. Él ha demostrado que las tasas de mortalidad de los humanos se pueden reducir al participar en actividades físicas al aire libre, por triviales que sean, como excursiones, fiestas y eventos deportivos.

¡Entonces, riámonos, permitámonos emociones placenteras y simplemente disfrutemos el momento!

Aquí hay algunas actividades que pueden ayudar mantenerte en buen estado de salud:
La ópera, el teatro o un concierto
Disfrutar de la belleza de la naturaleza
Caminatas en la playa
Irse a una galería de arte
Disfrutar de pintar o de la fotografía
Contacto físico con otra gente
Conversaciones en aras de la conversación
Es tan fácil y tan familiar para todos, ¿no es cierto? Descubrámoslo otra vez.

¡Amemos la vida nuevamente!

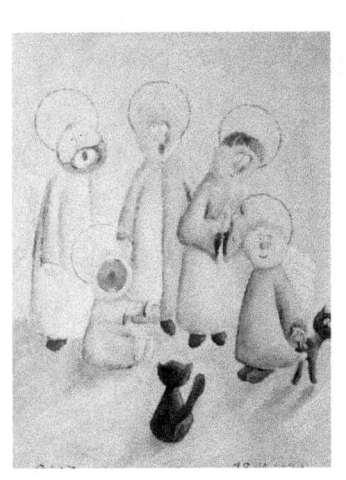

Esté atento a su cuerpo,
porque no solo pertenece a ti.
Si estás sano,
también puedes ser útil para tus semejantes.

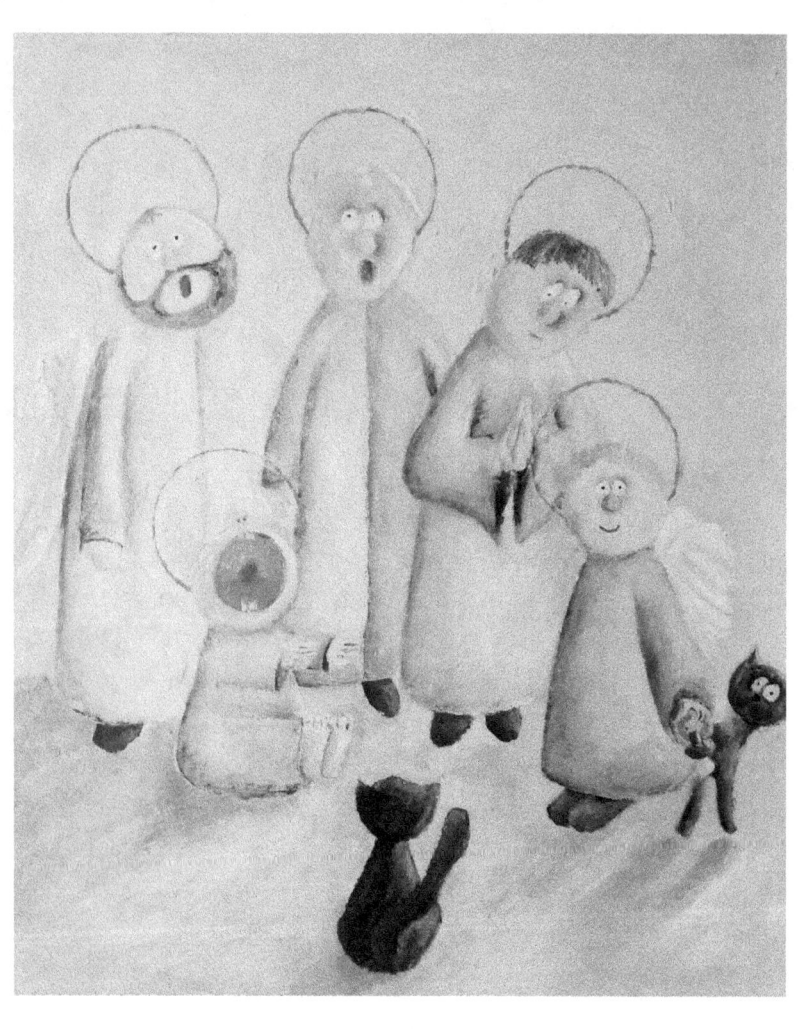

Capítulo 2
El poder de la autoestima

La forma en que piensas en ti y en los demás se ve bastante afectada por la cultura, la educación familiar y la historia personal. La forma en que te criaron puede empoderarte o, a veces, obstaculizarte con algunos límites. Por eso es tan importante saber qué es lo que más afecta la forma en que te ves a ti mismo y quién crees que eres en realidad.

Es muy común para nosotros juzgar a los demás por la forma en que se ven, visten o caminan, en resumen, por su apariencia. Tu opinión sobre alguien es mucho mejor, según tú, si su apariencia coincide con tus estándares de excelencia. Observa cuantas personas están luchando con los trastornos alimentarios. Esto es un buen ejemplo de cómo los estándares de belleza y la moda son tan importantes para la sociedad. Esta tragedia ocurre porque la gente come para cubrir una necesidad emocional no satisfecha o porque quieren adoptar una forma corporal que sienten que los demás admirarían. Muchas personas hoy están tratando de tener una apariencia perfecta, mientras que todo el tiempo arruinan sus cuerpos en nombre de esa idea. La apariencia de perfección no vale el sacrificio que pagamos por ese tipo de autoestima transitoria.

La autoestima es extremadamente importante para la forma en que los seres humanos funcionan en cualquier sociedad. Aquellos que tienen confianza en sí mismos (que no debe confundirse con el orgullo) y poseen una poderosa voluntad de vida, a menudo obtienen una mayor satisfacción de su vida privada y personal. Esta es la naturaleza básica de la salud mental y la percepción general del bienestar.

Lo que piensas sobre ti es la clave del por qué y cómo te sientes, y como reaccionas ante el mundo que te rodea. Uno debe trabajar constantemente para mejorar la autoconfianza de manera constructiva. Ser plenamente consciente de sus fortalezas y debilidades es una pista. ¡No esperes ser perfecto! Nadie lo es. Lo más importante aquí es saber que eres tú mismo, tu enfoque y tus actitudes que esculpen tu vida e interacciones con el mundo que te rodea.

Recuerda, simplemente por tu forma de actuar, siempre puedes afectar a las personas que te rodean, de la misma manera que te afectan a ti. Esta es una relación bidireccional.

Lo más importante para fomentar la autoconfianza son los primeros 4 años de la vida de un niño. Qué fácil es concluir, entonces, que lo que realmente importa aquí es la vida familiar y la forma en que los padres crían a un niño pequeño. Los adultos han sido responsables de crear sus primeros pensamientos sobre ti, un efecto que se hace eco a lo largo del resto de su vida. Por eso es tan importante aceptar a un niño como es, no como uno quiere que sea. Podemos guiarlos de una manera cariñosa, pero no podemos dictarlos.

Recuerda, que no te puedas culpar por las cosas que no pudiste controlar.

Una analogía simple es la relación entre tu autoestima y tu cuenta de ahorros. Cuando haces algo bueno para ti y para los demás, tu confianza crece y tus ahorros aumentan. Cuando tu concentras solo en tu carrera y tus bienes materiales, dejando que la ira y la impotencia controlen tu vida, gastas rápidamente todos tus ahorros de confianza en ti mismo.

Lo que debe ser importante para ti es tu situación actual de vida, ¡no el pasado! Deja de lado todos tus fracasos del pasado, el divorcio, la muerte de alguien cercano, los problemas financieros, la depresión, todo lo que realmente arruina tu confianza y tu opinión sobre ti mismo. Mientras no comprendas que las fallas son naturales para todos y solo temporales, nunca podrás avanzar. Debes recordar y permitirte entender que solo eres humano.

Nadie es perfecto y debes finalmente aceptarlo. Todos tienen derecho a caer, así como el derecho a esperar lo mejor, pero no todos tienen el coraje y la fuerza para comprender esta realidad. Mímate por cada pequeño momento de éxito y celébralo. Las pequeñas cosas realmente importan, porque te impulsan a cosas más grandes.

Trata tu cuerpo como un templo – acuérdate de los pequeños placeres, al menos una vez por semana, algo más grande una vez cada dos semanas, y aquellos especialmente especiales de vez en cuando.

¿Has pensado alguna vez en lo que has logrado en tu vida? Piensa en lo que le dirías a tu amigo después de cualquier logro y repítelo a ti mismo. Felicítate ¿No es tan fácil darte un capricho tomando una larga caminata o un masaje? ¿Tal vez te gusta un dulce, como un pedazo de pastel o una flor bonita? Hazlo por ti mismo, ¿por qué no?

Elogiarse es fácil y efectivo. Si lo usas correctamente, realmente puede hacer la diferencia. Cuando te aceptas a ti mismo y a tu cuerpo, es más fácil apreciar lo que realmente quieres y lograrlo. Un cuerpo sano puede reconocer perfectamente sus propias necesidades y, lo que es importante aquí, también los momentos en que necesita más atención o ayuda.

El mundo habla todo el tiempo sobre cómo mantenerse en forma y trabajar en ese hermoso cuerpo. Puedes obtener fácilmente muchos consejos sobre cómo lograr una forma o peso perfectos, o esa piel hermosa. Por otro lado, ¿alguna vez has escuchado algún buen consejo sobre cómo preocuparte por tu mente o tu bienestar espiritual? ¿Cómo respetar tu cuerpo? Estás escuchando el ruido de todos los que te rodean, pero no estás escuchando esa voz interna tranquila, a ti mismo y a tus necesidades.

Siempre debes recordar que tu cuerpo es como tu mejor amigo, y debes aceptarlo como es. Puede que no sea perfecto, pero es lo que es y puede mantener tu vida saludable. Pensar positivamente se trata de expresarte como alguien que es feliz – haz que las personas que te rodean te vean como alguien edificante y lleno de satisfacción, listo para dar a los demás lo que han descubierto por sí mismos. Esto es una maravillosa forma de buena voluntad.

En lugar de "no más", di "hagámoslo de nuevo".

En lugar de "nunca estaré mejor", di, "Cuidaré de mismo y voy a estar bien. Tengo que INTENTARLO".

Pensar en lo positivo hace que tu mente espere el éxito y de alguna manera empuje tus acciones a un camino en el que realmente puedes lograr tus objetivos. No te quejes nunca (a veces parece ser lo único que alivia la frustración). Desafortunadamente, el acto de quejarte hace que tu mente se concentre solo en pensamientos negativos, y entonces el progreso será imposible. Cada palabra que pronuncia tiene energía – ¿por qué querrías rodearte de energía negativa? Los pensamientos malos o negativos solo traen malos resultados – todo el mundo lo sabe. Cuando piensas en lo positivo, ¡tu vida solo puede mejorar!

El pensamiento positivo también puede inspirarte, porque te ayuda a darte cuenta de qué hacer para mejorar tu vida. Debes mirarte a ti mismo de manera realista y verte cómo eres, no como una fantasía, o la forma en que crees que alguien querría verte. ¡No cumplas con las expectativas de otros, cumple con las tuyas! Esta es la mejor manera de mejorar tu autoconfianza, y la única forma comprobada de felicidad duradera.

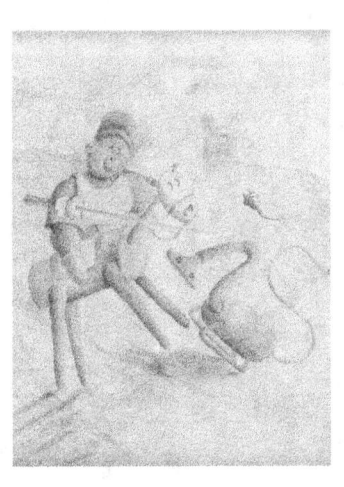

Si aprendemos a entregarnos
a la vida con confianza y mirar
con los ojos de un niño lo que nos sucede,
podemos enfrentar
el mundo sin dañar nuestra alma.

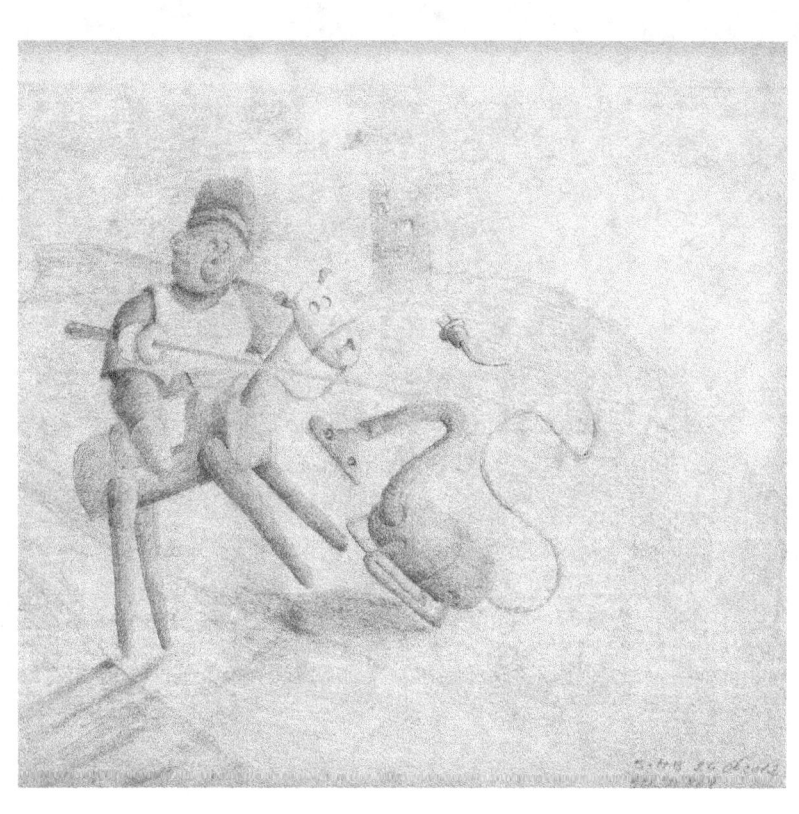

Capítulo 3
El pensamiento positivo

El pensamiento positivo es crucial no solo para tu salud mental, sino también física. En la antigüedad, en el siglo V AC, el médico griego Hipócrates (uno de los padres de la medicina moderna) enseñó sobre el increíble poder de la capacidad natural de las personas para ayudarse a sí mismas. Parece que él sabía que lo que sabemos también es cierto: que, si realmente quieres que algo suceda, se puede lograr y sucederá tarde o temprano.

En primer lugar, aprende a pensar positivamente sobre ti mismo. Estoy seguro de que no te gusta cuando alguien te pone un mal apodo. ¿Por qué te lo estás haciendo a ti mismo al pensar en ti mismo como un "fracaso", un "perdedor", alguien quien "no es lo suficientemente bueno"? Insultándote a ti mismo no traerá nada bueno, confía en mí. Apuesto a que nunca has pensado tantas cosas terribles acerca de tus amigos o conocidos como lo haces sobre tu mismo. ¿Por qué ser tan duro contigo mismo?

No puedes cambiar lo que sucedió en el pasado. Es mejor concentrarte en la curación, reconstruir tu autoestima, y mejorar tus fortalezas. Comienza a usar algunas técnicas de relajación, hacer algunos deportes, bailar o ser voluntario para ayudar a otras personas. Esto creará una gran base para mejorar. Dar a otras personas es una buena manera de dejar de concentrarte en el pasado y toda la negatividad.

Escúchate a ti mismo. Trata tu cuerpo, mente y espíritu como un todo, no como tres cosas diferentes. Cuando una parte está sufriendo, las otras también lo están. Cuando tu cuerpo está enfermo, tu mente tampoco está bien. No puedes mejorarlo quejándote de tu estado y culpándote a sí mismo por lo que está sucediendo o ha sucedido. Si realmente tienes la culpa, perdónate y cámbiate para el futuro. Recuerda, de todos modos, no puedes cambiar el pasado.

Mírate al espejo de manera realista y acéptate. Recuerda la singularidad de la existencia, que eres único y especial, que en todo el mundo solo hay uno como tú. Debes ser un milagro porque la vida es un milagro. Tu cuerpo es el escudo que te protege de todo el peligro potencial del mundo exterior. Trátalo bien. La belleza es ilusoria, en el mejor de los casos, temporal, e inevitablemente se autodestruye. Pero esa bondad que reside dentro de ti, tu "belleza interna" permanecerá contigo más allá del presente, pasado, y para siempre.

Prepara una lista de todos los éxitos en tu vida – los espectaculares e incluso los que lo llevaron solo unos pocos pasos adelante. Créeme, esta lista será larga. Recuerda lo feliz y orgulloso que eras, recuerda las emociones, el entusiasmo, y la sensación de poder para hacer cualquier cosa. Visualízalo. Mantén este sentimiento en tu corazón siempre y úsalo cuando te sientes deprimido o triste. Recupera estos momentos cuando quieras y vuelve a sentirlos cuando lo necesites. Usa estas emociones para ser feliz. Aquí y ahora. Haz que pensar en todos estos buenos momentos sea un pequeño ritual en tu vida cotidiana que te ayude a mantener el control de todo lo que estás haciendo.

Aprecia cada experiencia única que la vida te permite. Todo lo que pasaste fue y es invaluable, una lección increíble para el resto de tu vida.

Para pensar positivamente necesitas endorfinas, las "hormonas de la felicidad". Los niveles de endorfinas en tu cuerpo aumentan a medida que haces ejercicio. En lugar de usar medicamentos o drogas estimulantes para sentirte mejor, sal y muévate, corre, camina, vete al cine, reúnete con tus amigos. Haz lo que quieras y lo que te haga sentir bien. ¡Es así de fácil!

Haz que las endorfinas naturales sean tu adicción biológica - te hará sentir más feliz, más tranquilo, ayudará a controlar las emociones destructivas y resolverá los problemas de manera racional. Estas pequeñas (pero importantes) sustancias químicas en tu cuerpo funcionan como una herramienta para medir tu felicidad. Los científicos han podido probar cómo funciona este proceso en el cuerpo humano. Los resultados de esta investigación han sido cruciales para el progreso en los campos de la neurología y la psicología.

En el primer capítulo, discutimos lo qué es la biorretroalimentación. Esto fue otro descubrimiento importante de la fisiología del siglo XX – gracias a este descubrimiento, los médicos ahora saben cómo el cerebro humano puede controlar simultáneamente tantos procesos bioquímicos complejos en el cuerpo. ¡Usa este conocimiento! ¿Sabes que a veces puedes curar un dolor de cabeza usando solo tu fuerza de voluntad? En muchos casos de enfermedades, incluso enfermedades realmente graves, ¡el pensamiento positivo puede marcar la diferencia en acelerar la recuperación!

A cada segundo, tu cuerpo produce 6 millones de células sanguíneas nuevas y, al mismo tiempo, mueren otros 6 millones. Tu cuerpo tiene la capacidad interminable de renovarse. Probablemente te estés preguntando ahora mismo, si puedes usar eso para mantener a tu juventud por más tiempo. ¡Sí, tú puedes! Con una buena dieta y el programa de autocuidado adecuado, la ciencia ha demostrado que uno puede retrasar los procesos de envejecimiento entre 12 y 20 años, posiblemente incluso entre 30 y 40 años.

¿Significa que la clave del envejecimiento está en tu mente y actitud? ¡Sí, creo que sí! La pereza y la negligencia en el ejercicio, los malos hábitos alimenticios, la incapacidad de utilizar técnicas de relajación y respiración, la falta de pasión en la vida y algo de interés conmovedor – estos son algunas de las cosas que aceleran el envejecimiento. ¡Recuerda, tú tienes el control y solo tú tienes el poder de cambiar tu propia situación!

Siempre sé positivo.
No dejes que los pensamientos negativos tomen control de tu mente. Aléjate la negatividad con un escudo de una actitud positiva y la voluntad para mantenerse joven y activo.

Envejecer se trata de perder el equilibrio entre las células viejas y nuevas en su cuerpo. Tu cerebro tiene el poder de ralentizarlo y controlarlo. Al utilizar solo el 10% de las habilidades del cerebro, se puede retrasar este proceso de envejecimiento.

Aquí hay una receta para un elixir de una vida larga – pensamientos, emociones, y sentimientos positivos. Sencillo, ¿no lo es? El amor es la mejor medicina por cada enfermedad. *Amor vincit omnia.*

Al amarte y aceptarte a ti mismo, puedes corregir tu actitud y tus malos hábitos. Cuando te gustas a ti mismo, te gusta el mundo que te rodea. Esto ayuda a mantener la armonía y esta armonía es una clave para una mejor vida. Todo lo que es realmente fácil y efectivo, está conectado entre sí.

Tu mente no tiene límites.

Todos quieren ser felices. Todos tienen derecho a ello. En tu camino a ello, obviamente enfrentarás algunos obstáculos, pero nunca debes dejar que te detengan. El poder de tu mente es en realidad ilimitada y puedes enfrentarlo y defenderte.

¿Qué puede frenarte en el camino a la felicidad?
– los malos hábitos alimentarios,
– las infecciones,
– la falta de luz del sol,
– la mala calidad del aire,
– el cansancio,
– el exceso de trabajo y el estrés,
– la ansiedad,
– falta de ejercicio,
– falta de un buen descanso nocturno,
– las técnicas de respiración incorrectas,
– los sentimientos y emociones negativos,
– el pesimismo.

El Dr. Marian Pomorski enfatiza el importante papel de la actitud del paciente. Cada pensamiento tiene su propio poder, y todos estos pensamientos juntos construyen tu vida, para bien o para mal. Tú eres el que está con el poder aquí.

Recuerda siempre, que el pensamiento positivo invariablemente lleva a acciones positivas.

Entonces, cambia tu forma de pensar. Cree en ti mismo todos los días, que puedes estar feliz y tener todo lo que necesitas. La clave para conseguir tus objetivos está en la forma en que piensas acerca de tus habilidades para realizarlo. Mantente positivo y haz que suceda.

Tú eres exactamente la misma persona que has creado en tus pensamientos.

Todos los que tienen una falta de autoestima son "sentenciados" a ser promedio. Para tener éxito tienes que creer en ti mismo, que eres lo suficientemente bueno para lograr cada objetivo. Trata de creer que eres importante, y después siéntete así. ¿Sabes algo? Una vez que logras sentirte así, te vuelves más poderoso en lograr tus objetivos.

Al mantenerte en armonía con tu conciencia, te liberarás de la culpa. Culparte a ti mismo por todo es un sentimiento extremadamente destructivo. Practica bloqueando estos pensamientos destructivos y automáticamente serás más exitoso.

Olvídate de los fracasos, deja de pensar en ellos. Si tus pensamientos van al pasado, concéntrate en los recuerdos positivos. No permites que los malos vuelvan a ti. No los necesitas. Deshacerte de ellos es un gran paso en la lucha contra los miedos, las ansiedades y la depresión.

Pensemos en lo que realmente te hace feliz. Tenga en cuenta que no se trata solo del destino, sino de tus decisiones, planes y acciones. Tu propia actitud positiva es lo que te hace feliz. Si eres una persona exitosa, el fracaso no te destruirá. Será solo otra lección constructiva que usarás en el futuro para fortalecerte y evitar los mismos errores nuevamente.

No gastes tu tiempo en pensar en el "que pasaría si".
Al seguir estas reglas, verás cambios en tu vida. No cuentes con la buena suerte. Cuenta contigo mismo. Concéntrate en desarrollar las fortalezas y el carácter que te llevarán al éxito.

Haz tu edad una fuerza, no una debilidad. ¡Nunca serás demasiado viejo para seguir tus sueños!

Mientras haces tus planes para el futuro, concéntrate en las cosas que te dan placer, algo realmente importante y significativo para ti. De lo contrario, puedes hacer lo que quieras. La felicidad no tiene límites de edad. Recuerda, ¡lo mejor está por venir!

Deja de quejarte sobre tu salud y usa tu energía para disfrutar de tu tiempo. Aprecia tu vida y salud. Estos cambios te ayudarán a combatir cualquier enfermedad con la que estés luchando. Siempre recuerda que a veces es cuestión de perspectiva. Tu vida es a menudo mejor de lo que crees. Solo necesitas comenzar a disfrutarla y apreciarla.

Sé feliz con lo que tienes.

¡La vida es para disfrutarla! No la gastes quejándote.

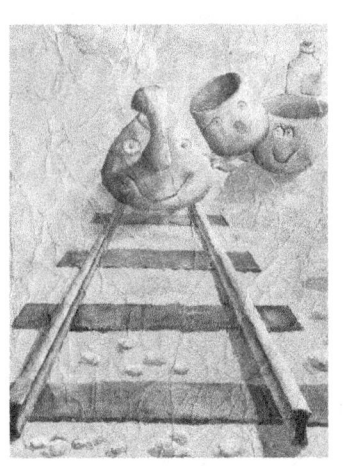

Sacaré de mi vocabulario palabras como:
"Yo sería",
"Yo tendría",
"Yo debería",
"Yo tendría que",
"Yo haría."
Indican que no vivo en el
presente,
pero en el mundo de
ilusión, sin ver lo que
es real.

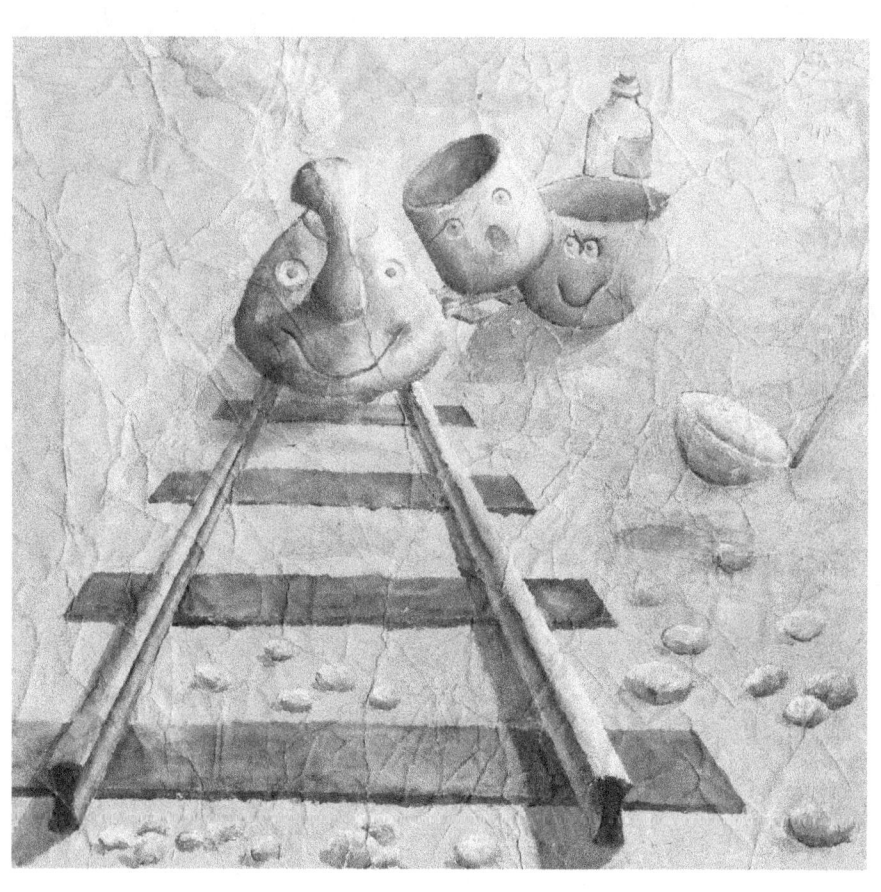

Capítulo 4
El perdón

Perdonar es un gran desafío. No es fácil, especialmente, cuando te sientes enojado. Sin embargo, realmente ayuda a seguir adelante y mantenerte libre de emociones y pensamientos negativos. No dejes que la ira afecte tu mente y, en efecto, destruya tu armonía y salud. Esto te lleva a dañarte a ti mismo, no a la persona o situación que culpas por tu infelicidad.

La idea más importante es mantenerse abierto y libre de ira y odio. No importa si perdonas a alguien o a ti mismo. Siempre trae alivio. Además, nunca dudes en pedir perdón a los demás o a ti mismo.

Tienes que aprender como perdonarte. Es tan duro o quizás más duro que perdonar a otra persona.

El amor que te estás dando a ti mismo y a los demás es un poder enorme e interminable que puedes usar para ayudarte a olvidarte del pasado, de las personas que te lastiman y el daño que puedes haber causado a otros.

Nunca olvides que tú estás a cargo de tus sentimientos y emociones, y tú los controlas. Usa estos conocimientos y encuentra la paz adentro de tu mismo. Aprende a perdonar.

Tu belleza interior

¿Alguna vez has visto a alguien que es realmente feliz? ¿Siendo alegre, enérgico, motivado y seguro de sí mismo? ¿Alguna vez sentiste que esta persona es hermosa? Lo que fue realmente atractivo para ti fue el carisma, no la belleza "física". Esto es lo que podemos llamar "belleza interior". La verdadera belleza es interna. Esto es el estándar de oro en belleza que más atrae a las personas.

Si vives en total armonía, sabes lo que es importante para tu mente. Ya sabes, lo que te hace sentir tranquilo. Lo que significa que ya sabes cómo hacerte saludable y hermoso.

Una persona tranquila y feliz es más atractiva para los demás, también en situaciones íntimas. Ser seguro de ti mismo y aceptarte es lo que te hace ver bello a los ojos de tu pareja. Haz que tu belleza interior brille y crezca. Tómate el tiempo para ti. Piensa en tus necesidades. La meditación y los ejercicios a menudo son útiles aquí. Realmente te hará ver más joven, más enérgico y lleno de vitalidad.

Hay muchas formas de trabajar en tu belleza interior. Reservando tiempo para ti, tarareando una canción favorita, una oración silenciosa. Hacer algo que simplemente te gusta hacer te ayudará a mantenerte en armonía con tu psique. Recuerda, mantenerte coherente y convertirlo en un ritual cotidiano. Intenta la práctica de mantener la armonía entre el cuerpo y la mente, sin importar lo que esté sucediendo en tu vida. Esta es una buena manera de alcanzar la paz y la felicidad.

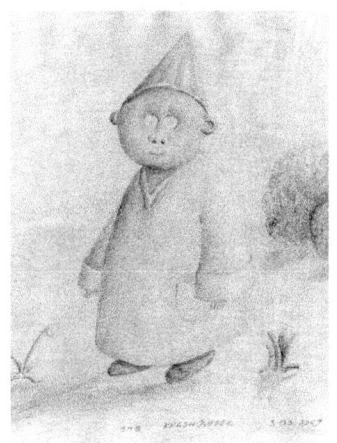

Tú dices
que estas feliz en una relación.
¿Entonces, por qué no agradeces a la otra persona
con mayor frecuencia por compartir
la alegría y el dolor contigo?
¿Y por elegirte entre tantas otras personas?

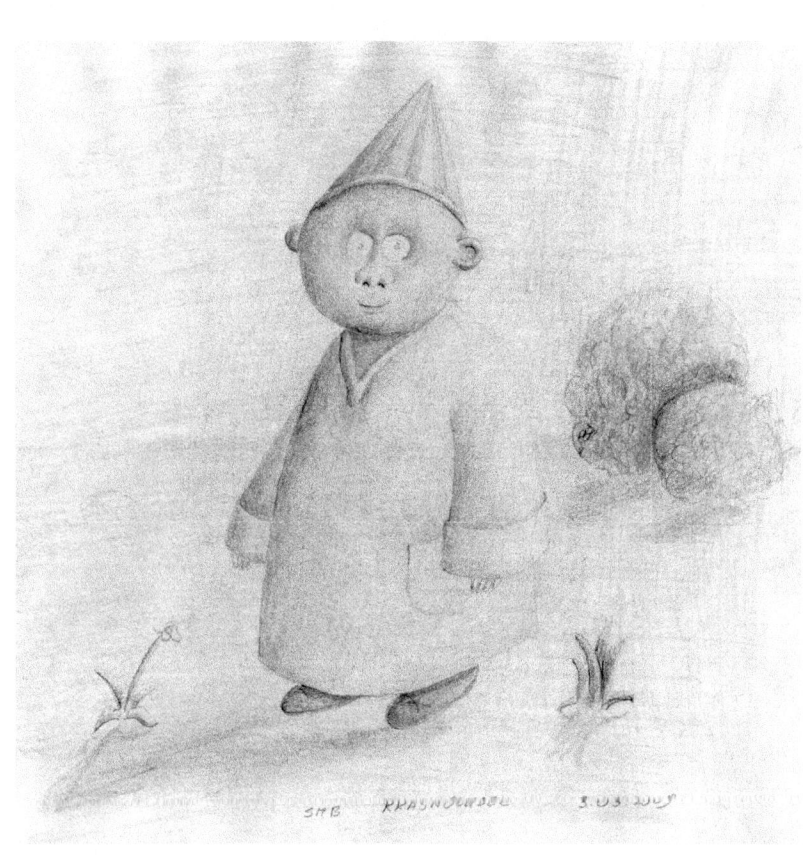

Capítulo 5
Envejece con estilo

Envejecer y mantener tu encanto y glamur solo es posible si te preocupas por tu salud. Una buena dieta equilibrada, mucha agua, ejercicio regular y relajación. Todo esto te ayudará a mantenerte en buena forma.

El mensaje aquí es sencillo: **Si estás saludable y te sientes bien, tu eres hermoso.**

Otra cosa importante acerca de este punto es el buen humor – va de la mano con la armonía entre el cuerpo y la mente. Necesitas encontrar tu paz en la vida. Incluso si eres una persona muy activa, debes pensar en un momento de tranquilidad, solo para ti. Meditación, relajación, oración, yoga, escuchar música, leer – lo que elijas, debe ser una buena manera de cuidar de tu psique.

¡Mantén tu energía, apertura mental, y sed de vida!

Cuando envejeces, muchos procesos en tu metabolismo se están desacelerando – tu cuerpo obviamente tiene que cambiar. No te preocupes. ¡Acéptalo! Es un proceso natural. Cada etapa de la vida tiene sus propios derechos y reglas. No intentes luchar contra ellos. Disfruta estos cambios. ¡Te ves hermoso! ¡Eres hermoso!

Algunas personas dicen: "tú eres tan viejo como te sientes". Este dicho no puede ser más cerca de lo cierto. Tu estado de ánimo y salud están en tus manos, entonces, ¡piensa joven y quédate joven!

Todos quieren estar felices y encontrar la mejor manera de llegar a ese estado. La pregunta es ¿como hacerlo? ¡Tengo algunos consejos útiles para ti!

Sé honesto en la autocrítica. Cuando puedas darte cuenta y comprender tus errores y debilidades, ¡podrás luchar y corregirlos! Este es el mejor camino hacia la perfección.

Analiza tus fallas. No solo culpes a la mala suerte – todos se enfrentan a la desgracia por casualidad. Lo importante es cómo respondemos. Eres tú quien está a cargo. Descubre la causa del problema y luego resuélvelo.

Aprende de tus errores – analiza, encuentra buenas razones y soluciones constructivas, y después toma el camino hacia el éxito.

Siempre mantente enfocado en tus metas – nunca las olvides ni te rindas. Mantente fuerte y disfruta de los esfuerzos que estás haciendo para esculpir tu vida como quieres que sea.

Recuerda, que cada situación en tu vida tiene un lado positivo en ella, aún si es difícil de verlo en ese momento. Siempre intenta a encontrar lo mejor en una situación y sigue creyendo en ti mismo.

Comienza cada día con una sonrisa y disfruta cada pequeño empiezo. Siente la alegría y sigue avanzando por tu vida. Seguir tus sueños y metas te hará feliz. Intenta encontrar la energía y la inspiración en todo lo que haces. Trabaja en una actitud positiva que luego resultará beneficiosa para ti.

Recuerda, ¡siempre hay una solución!

Cambia todos tus malos hábitos. Si la realidad en la que estabas creciendo te está reteniendo, ¡lucha! Ahora no tienes control sobre eventos pasados, no te culpes por ellos y no trates el pasado como una razón para rendirte. No importa lo difícil que solía ser tu vida, aún puedes ser feliz en el futuro.

Lo esencial es considerar toda tu vida como un organismo vivo que respira, que produce nuevas células para renovarse. A veces se enfermarse y expulsa todo lo que es innecesario y poco saludable.

¿Te imaginas que tu cuerpo se deshiciera de los productos no saludables de la vida solo una vez cada 5 años? ¿No? ¿Por qué entonces le harías eso a tu mente? El camino a la felicidad necesita un esfuerzo CONSTANTE. Una vez que las cosas aprendidas no se queden contigo para siempre, debes practicar. Es por eso que debes preocuparte por ti todos los días, no de vez en cuando, solo cuando lo necesites. Tu éxito necesita una atención amorosa y tierna.

En la vida, como para todos los organismos vivos, hay buenos y malos momentos. Esto es natural, y se debe ser aceptado. Debes preocuparte por tu crecimiento mental y espiritual, tu ejercicio físico y descanso - esto mantendrá tu energía en un alto nivel. Estarás más tranquilo y al mismo tiempo más fuerte. Solo necesitas recordar que nunca debes dejar de trabajar en ello y ser siempre proactivo.

Para guardar tu alegría, se necesita cuidar de ella. A veces, necesitarás luchar para hacerte más fuerte

¿Cómo hace tu mente para afectar tu cuerpo?

Ya sabes, que el poder de la mente puede ser realmente efectivo en el tratamiento de muchas enfermedades, dolor, insomnio, y, incluso, el cáncer.

El pensamiento positivo es algo que puedes aprender por ti mismo. Una idea importante es convertirlo en un hábito, parte de tu rutina diaria. Necesitas deshacerte de todas las emociones negativas. Haz algo bueno por alguien, ayuda a tu amigo, vecino, sé voluntario para la comunidad. Ser abierto no es solo para ti sino también para otras personas. Esto te hará sentir instantáneamente mejor.

Concéntrate más en tus éxitos que en los fracasos. Eso te ayudará a encontrar paz y satisfacción. Practica elogiarte por todo lo que hiciste bien, sin detenerte demasiado en tus errores. Mantener un diálogo interno positivo. Sé feliz con todas las cosas buenas que te sucedieron y no pases demasiado tiempo analizando los malos momentos. Todos los días encuentra tiempo para la contemplación, especialmente en todas las cosas positivas en tu vida. Cierra los ojos, medita – imagina la luz del sol, una vista panorámica, o un hermoso recuerdo de tu infancia.

Comienza a escribir un diario. Todos los días pon en ello algunos pensamientos positivos y cosas por las que sientes que estás agradecido. Pronto te darás cuenta de cuántas cosas tienes que mereces. Volver a leer todo esto más adelante te ayudará a desarrollar tu actitud positiva y mejorar tu autoestima.

**Si empiezas a pensar que te sientes bien,
en realidad comenzarás sentirte bien.**

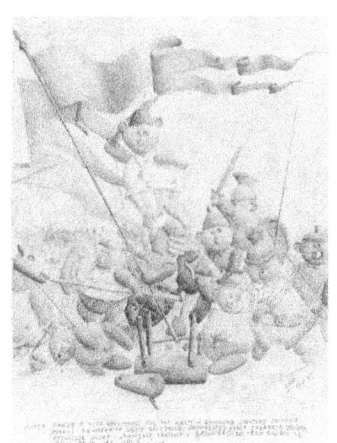

Si te concentras en tu respiración,
te darás cuenta
que estarás más calmado.

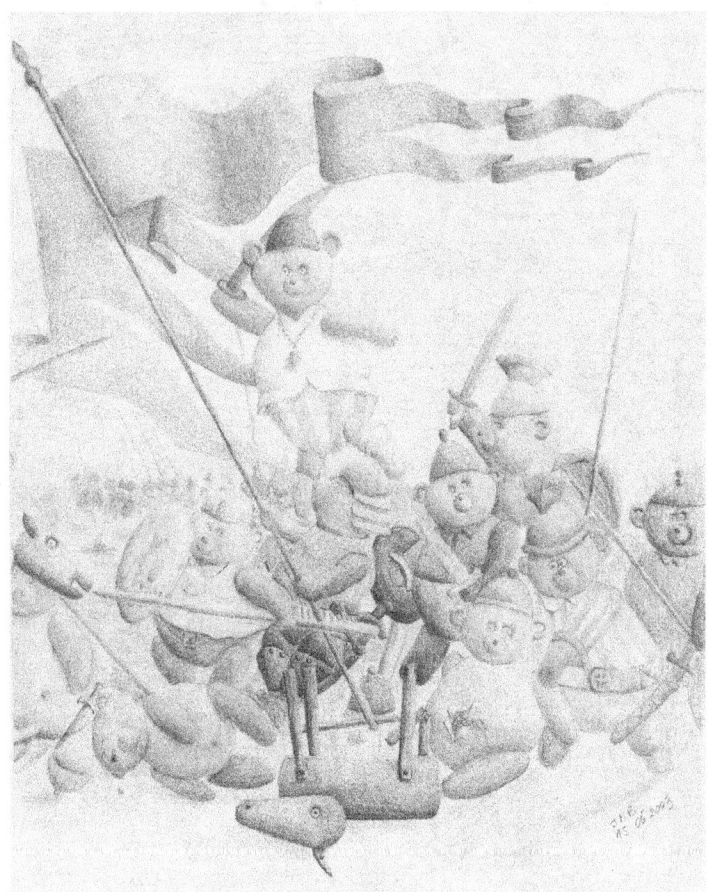

Capítulo 6
El poder curativo de las emociones

Las emociones tienen más impacto en tu vida de lo que podrías suponer. No nos damos cuenta de este poder emocional hasta que causa depresión u otro problema grave. Todo el mundo sabe que el estrés extremo puede conducir fácilmente a un ataque cardíaco; nos enteramos de esto después de desastres naturales como terremotos o inundaciones. Pero hay una miríada de efectos negativos que surgen del estrés negativo. Por otro lado, podemos aprovechar los efectos beneficiosos de las emociones positivas.

Las emociones pueden curarte y hacerte más feliz.
¡Aprendamos como hacerlas tu más grande fuerza!

El poder de la psique en realidad depende del uso completo del potencial de sus pensamientos y emociones. Al usarlo, puedes recuperar o mejorar tu armonía mental y física. Puedes usarlo de muchas maneras para hacer que tu vida sea mejor, más fácil y más productiva. Existen algunos ejercicios que pueden ayudarte a lograr esto y utilizar todo tu potencial. Sin embargo, requiere mucha disciplina y paciencia. Este tipo de entrenamiento y ejercicios se pueden usar para ayudarte a conciliar el sueño, calmarte en una situación estresante, encontrar la paz antes de una reunión o evento importante y luchar contra el miedo, depresión o enojo.

Existe una conexión muy fuerte entre las emociones y la actitud, y esto a su vez conduce al control de muchas funciones importantes de tu cuerpo. Todos los sistemas de tu cuerpo están conectados entre sí y dependen completamente el uno del otro. Puede ayudarlos a trabajar no solo con un simple pensamiento positivo, sino también mediante el uso de algunas técnicas de entrenamiento mental. Cada sistema puede verse más o menos afectado por esas técnicas, por lo que vale la pena intentarlo. Te hará sentir satisfecho y complacido.

Todos los síntomas de la mayoría de las enfermedades son señales de alarma para ti. Debes aprender a leer estas señales y comprenderlas. Tu cuerpo está tratando de enviarte un mensaje: "cambia algo, por favor ayúdame - así te sentirás mejor". Es mejor no ignorar estos mensajes.

Debes darte cuenta de que un médico solo puede ayudarte a recuperar. La mayor parte del trabajo está en ti y en tu mente. Debes concentrarte en el proceso de curación – así es como funciona la autoayuda. Los médicos y los tratamientos médicos no te quitan la responsabilidad final. ¡Para mejorar tienes que quererlo y ayudar a tu cuerpo a lograrlo!

Por supuesto, hay emociones negativas y positivas. Tu papel aquí es controlarlas y aprender a usarlas para tu propio bien. El poder de tu mente es crucial aquí. En el pasado, las emociones eran principalmente objeto de filosofía y psicología, no de ciencia. Además, al principio de la evolución humana, la función básica de las emociones era usada como una forma de comunicarse, por lo que las emociones son más antiguas e incluso más naturales que los idiomas.

Darwin fue el primer científico que analizó y experimentó con las emociones. Fue una base para sus futuras investigaciones y descubrimientos. En 1882 finalmente había demostrado que algunas de las emociones son universales, y se pueden encontrar en todas las culturas. Las emociones básicas como el miedo, la alegría, la aversión, la ira, la tristeza, etc., están determinadas genéticamente.

Desafortunadamente, en el mundo moderno, el papel de las emociones se está volviendo cada vez menos importante. Es sorprendente como hemos permitido que esto suceda y también perdimos el control en un área tan básica de nuestra vida. Esta tendencia está causando muchas de las enfermedades modernas con las que las personas están luchando.

Nuestros antepasados sabían cómo exhibir sus emociones y usarlas en la comunicación, una herramienta perfecta para comunicarse con las personas que nos rodean, pero también contigo mismo. De todos modos, aún más importante que la capacidad de mostrar emociones es comprender su impacto en nuestro cuerpo y psique. Muchos de los procesos en nuestros cuerpos dependen de nuestras emociones. Sí, esto significa que tu vida puede depender de ellos.

Trata a los demás con amor

Si quieres encontrar la clave del afecto y la conexión real con los demás, primero debes encontrar respeto y amor por ti mismo.

Si mantienes una buena relación contigo mismo, puedes experimentar un afecto más cercano con personas importantes para ti. Necesitas aprender a entender cada emoción que experimentas. Esta es la única forma de encontrar paz interior, simpatía y comprensión. Si no puedes conectarte contigo mismo, ¿cómo podrías conectarte con otros?

Tus emociones importan.

No te olvides de la meditación y la relajación

El aspecto más importante de la meditación es la capacidad de relajarse, calmarse por completo y concentrarse. No es fácil, especialmente en el mundo moderno, cuando estamos ocupados todo el tiempo en una carrera, dinero, familia o amigos. La tecnología también se ha entrometido más de lo que ha liberado nuestras vidas. Todo esto tiene un grave impacto en nuestra mente.

Hay cientos de diferentes técnicas de meditación. La mayoría de nosotros, cuando se trata de meditación, cree que se trata de sentarse en el suelo con las piernas cruzadas y mirar a lo lejos. Realmente no tiene que verse así. Puedes meditar donde quieras, cuando quieras, solo si eres capaz de concentrarte. Puedes sentarte en una silla, salir a caminar o acostarte en tu cama. Es como si tu concentración te llevara al punto, donde todo alrededor deja de existir para ti en ese momento. Pero eres completamente consciente de lo que estás haciendo. La verdad es que la mayoría de nosotros hemos experimentado esto muchas veces y ni siquiera nos dimos cuenta de que esto era en realidad meditación.

Lo que es común a todo tipo de meditación es el enfoque mental en algo, incluso en nada. Podría facilitarse caminando lentamente o con respiración controlada. Solo necesitas poner toda tu mente y atención en esto, nada más puede distraerte. Por ejemplo, al caminar, te concentras en cada paso, en cada movimiento: el momento en que tu pie toca o abandona el suelo y el comienzo de cada nuevo paso.

Cuando estás lo suficientemente concentrado, ningún otro pensamiento te distraerá o interferirá en tu mente. Todo el entorno desaparecerá. Tu cuerpo estará completamente relajado y suelto. Comenzarás a sentirte libre de tensión, ira, fatiga, en resumen, el cuerpo se ralentizará visiblemente. Así es como funciona la meditación, incluso si no te das cuenta de que alguno de estos procesos está sucediendo. Es así como la meditación tiene un impacto tan increíble en nuestro cuerpo y nuestra salud. Cuando sientes demasiada tensión o ira y es difícil "apagar" todas las emociones, el control solo es posible si aprendes una meditación cuidadosa y regular.

Mientras meditas, te estás enfocando en algo muy básico y fácil. Te estás concentrando en que la respiración se ralentiza deliberadamente más y más. La mente también se está calmando y relajando. Esta es una manera fácil de sentirte mejor y se puede convertir en un hábito diario para mejorar tu vida. Estos hábitos también te ayudarán a administrar tu tiempo, especialmente si eres una persona ocupada y siempre te falta tiempo. Una pequeña cosa con tantas ventajas. Desde menos tensión y estrés, hasta una mejor gestión del tiempo. Cuanto más concentrado estés en practicar este método, más ventajas podrás experimentar.

Recuerda, que la relajación y el tiempo para descansar son la clave para una vida saludable. Nos ayudan a enfrentar el estrés y devolvernos la homeostasis y la energía a nuestras vidas. Siempre toma unos minutos para relajarte antes y después de cada sesión de meditación. Esto es importante para tu capacidad de concentración. Puedes usar actividades que te ayuden a relajarte más: un baño caliente, música relajante, yoga, lo que quieras.

Caminar atentamente

Esta es una técnica de meditación poderosa que te puede gustar y es muy útil como ejercicio para practicar la concentración y la autoconciencia. También es muy simple, agradable y fácil. Puedes hacerlo mientras paseas por el barrio o incluso cuando vas a trabajar. Concéntrate en la respiración, no piensas en el pasado o el futuro. Estar allí, presente en ese momento. Recuerda de mantener la espalda recta mientras caminas. Los antiguos creían que la fuerza primaria de la vida se transmite hacia arriba y hacia abajo por la columna vertebral.

Pon toda tu atención en caminar. Sé completamente consciente de cada paso que tomas. Concéntrate en el movimiento de tus pies, brazos, y hombros. Siente el aire fresco en tu cara.

El siguiente paso es ser consciente de tu entorno. ¿Dónde estás? ¿Quién está ahí contigo? Escucha los sonidos a tu alrededor, huele todos los aromas, observa cada color. No te enfoques en sólo ver, sino en ser consciente de todo lo que puedas. Concéntrate en tus sentimientos, emociones y reacciones a cada estímulo.

Quédate meditativo

Las personas que son meditativas están mucho más abiertas a las señales de su cuerpo. Son capaces de entenderse mejor. Este tipo de conciencia es clave para la salud mental y el estado de ánimo positivo. También es emocionante y puede provocar una sensación de completa libertad.

El mundo te necesita exactamente cómo eres. No necesitas tratar de ser otra persona. Sé tú mismo, ámate, sé feliz con la vida. Sobre todo, ¡ámate!

Intenta comprender a tu pareja. En buenas relaciones, las parejas son como reflejos el uno del otro – son totalmente basadas en la comprensión y la completa aceptación.

Tienes que entender que, si tu pareja actúa exactamente como tú quieres que actúe, él o ella ya no sería su verdadero ser. No sería la misma persona de cual caíste enamorado.

La felicidad es algo que tienes que construir en tu mismo. Recuerda, que tu pareja puede ayudarte con eso. Pueden ser felices juntos, no importa lo que pase.

Trata de ser más consciente de las necesidades de tu pareja. Pregunta directamente – "¿Cómo puedo hacerte feliz?" Esto es la manera más segura hacia la felicidad para ambos de ustedes.

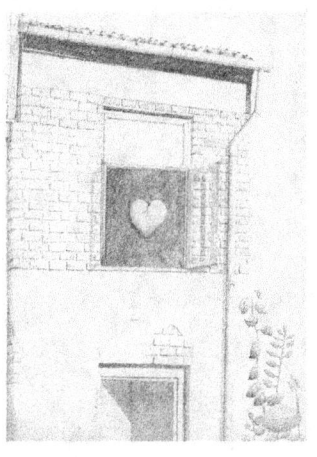

Sólo un día estando en paz absoluta
es igual a un día de inmortalidad.

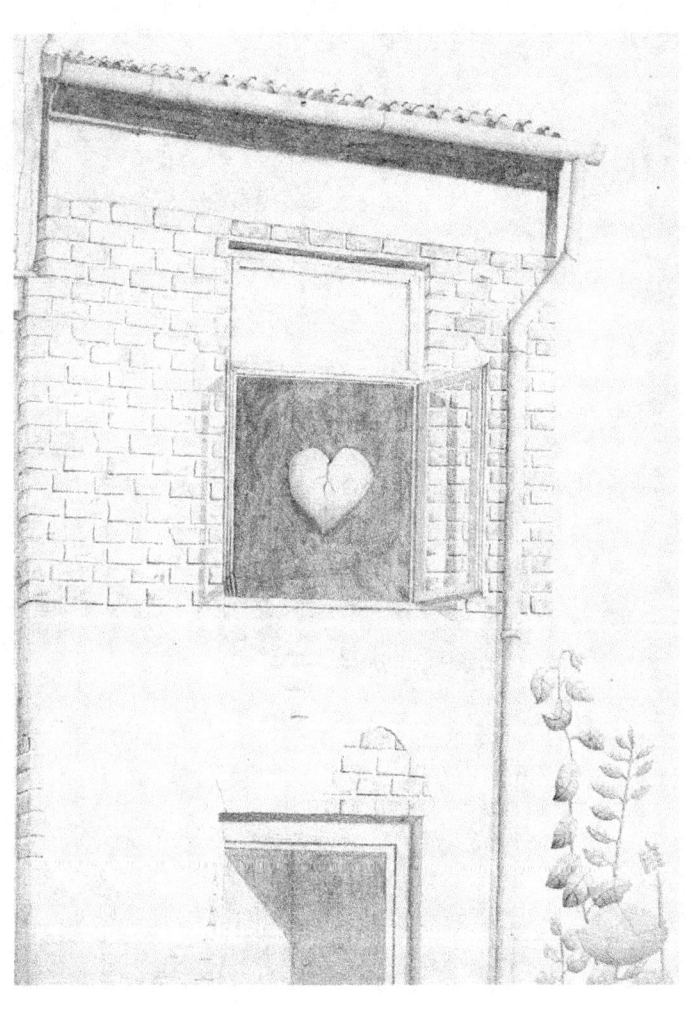

Capítulo 7
Revitalización

Incluso en las pruebas médicas más antiguas, realizadas en la antigua Mesopotamia, demostraron que la salud humana está fuertemente relacionada con la armonía natural de las estaciones y otros ciclos de vida. No puedes separarte de la naturaleza, eso significaría una vida carente de armonía natural y, como tal, un efecto llamado enfermedad.

Tus hábitos alimentarios son extremadamente importantes para tu calidad de vida y el ritmo de envejecimiento. La forma en que has comido en el pasado puede afectar claramente tu salud a medida que envejeces. Es por eso que una dieta equilibrada es tan importante en la revitalización a medida que maduramos.

La dieta que adoptes debe ser un proceso totalmente consciente. Es, en general, un factor crucial en el camino hacia cambios radicales en tu cuerpo, para que estés más saludable y recuperes tu poder y vigor natural.

Heiser dijo que, si alguien es capaz de mantener una dieta saludable, esa persona sería capaz de lograr cualquier cosa.

El acto de comer tiene 3 funciones básicas:
1. nutricional,
2. como un estimulante de placer,
3. como un acto social.

Cuando tenemos más comida de lo necesario para nuestra supervivencia, comer se convierte en un placer, no solo en una necesidad nutricional.

Comúnmente comer se percibe como un estimulante positivo para los sentidos y el cuerpo. La comida debe ser sabrosa y atractiva para querer comerla. En algún momento, hay una pregunta importante que todos deberían hacerse. ¿Por qué me obligo a comer esto incluso si mi cuerpo no muestra ningún síntoma de hambre?

Cuando tienes mucha hambre, no hay necesidad de que la comida sea especialmente buena. Todo sabría increíble. Por otro lado, cuando tienes hambre, pero no tiene ganas de comer, esto significa que su cuerpo está luchando con algunas enfermedades o toxinas. El bajo apetito es un signo obvio de un problema.

¿Es posible ser un entusiasta de la comida y seguir una buena dieta? Realmente no. En este caso, probablemente tienes antojo de comidas elegantes, atractivas y gourmet. Esto está en oposición a lo que tu cuerpo realmente necesita: comida simple y natural. La comida gourmet también necesita mucha cocción y procesamiento. Esto mata todos los mejores elementos nutricionales y lo hace menos valioso para tu cuerpo.

Muy importantes para tu apetito son todas las sustancias que estimulan tu sistema nervioso. Al oler y mirar la comida, tu cerebro está abriendo su apetito por esta comida. Esto hace que tu cerebro reaccione de manera muy similar a lo que sucede cuando uno apetece un café y lo ve. Uno lo desea.

Bircher-Benner, el famoso dietista suizo, a menudo comparó la sensación después de comer carne con el estado de ánimo saciado de un bebedor empedernido después de beber. Esta es la razón por la cual las mujeres deben evitar la carne en momentos de mayor actividad del sistema nervioso, por ejemplo, el período premenstrual (PMS) o la menopausia.

¿Sabías que los vegetarianos tienen una mejor eficiencia muscular cuando se trata de actividades físicas? La carne es tóxica y, en muchos sentidos, envenena tu cuerpo.

En el siglo XIX, Bircher-Benner fundó un hogar de ancianos, donde la terapia principal era una dieta vegetariana. Estaba demostrando que la energía solar producida y mantenida por las plantas mediante el proceso de fotosíntesis también es un buen nutriente para los humanos. Él recomienda encarecidamente comer solo productos a base de plantas para la mejor fuente de energía.

También dijo que, para mantener la armonía completa del cuerpo, las personas deben basar su dieta en al menos el 50% de los productos comestibles crudos.

Hace más de 100 años, Iljicz Miecznikov enfatizó el mismo hecho, que uno de los principales factores en el envejecimiento son las enfermedades intestinales causadas por los efectos secundarios del consumo de carne. Estaba demostrando que una dieta a base de carne causa un aumento de la presencia de toxinas a un nivel peligroso en el que el cuerpo no puede deshacerse de ellas por sus procesos naturales.

Una buena dieta de revitalización natural para personas maduras debe seguir dos reglas esenciales:
Nada de comer en exceso. Moderación es la regla.
En cada sentido de la palabra – no es sólo sobre las calorías o tu peso corporal. Cada sustancia en exceso puede causar muchos problemas graves.
Diversificación.
Debes recordar suministrar a tu cuerpo todos los nutrientes necesarios, pero debe haber una alta calidad y un valor biológico en tu comida. Cuanto más procesada es la comida, menos valor tiene para el cuerpo.

Es extremadamente importante recordar también que una dieta debe ser personalizada. Todos tienen diferentes necesidades. Las personas con déficits nutricionales específicos, las que tienen sobrepeso o están desnutridas, o las que son muy activas físicamente, todos tienen diferentes requisitos en una dieta.

Beneficios de ácidos grasos

Casi todos los días, uno se entera de un nuevo estudio que demuestra la influencia beneficiosa de los ácidos grasos poliinsaturados en el cuerpo humano. El más valioso de todos, los ácidos grasos Omega-3, puede influir en muchas funciones corporales: la regulación de la coagulación de la sangre, la prevención del aterosclerosis, el mantenimiento de la función musculoesquelética, incluida la condición de nuestros músculos y tendones.

Los ácidos grasos Omega-3 también son importantes para combatir las enfermedades del corazón, la piel y las articulaciones. Además, pueden tener un gran beneficio para los procesos de tratamiento de muchas enfermedades graves como la enfermedad de Alzheimer. ¿Quieres noticias más alentadoras? Los ácidos grasos Omega-3 ayudan con la absorción de calcio que mejora directamente la condición de la piel, el cabello y las uñas. Por último, pero no menos importante, los Omega-3 aumentan la función de tu sistema inmunológico. Sólo estamos comenzando a darnos cuenta de los beneficios completos de los ácidos grasos Omega-3.

¿No parece como los ácidos grasos Omega-3 pueden hacer tu vida mejor y más saludable? ¡Esto es porque es importante recordar incluirlos en tu dieta!

La mejor fuente natural de ácidos Omega-3 es el pescado y el marisco. Comer estos al menos 3 veces por semana es un secreto para una vida larga y saludable. También puedes complementarlo comiendo tofu, almendras, nueces y algún tipo de aceite – canola o linaza. Sin embargo, comer pescado es la forma más fácil (y la mejor) de suministrar a tu cuerpo este nutriente increíblemente valioso con tantos beneficios.

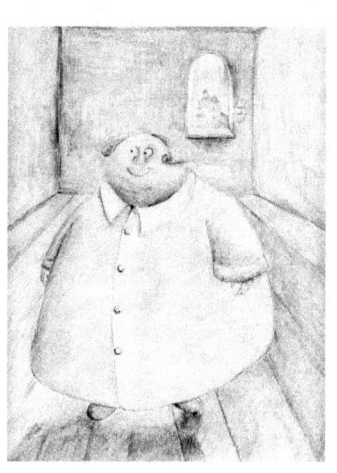

Si quiero aprender a aceptar
otra gente incondicionalmente,
primero tengo que aprender
a aceptar a mí mismo.

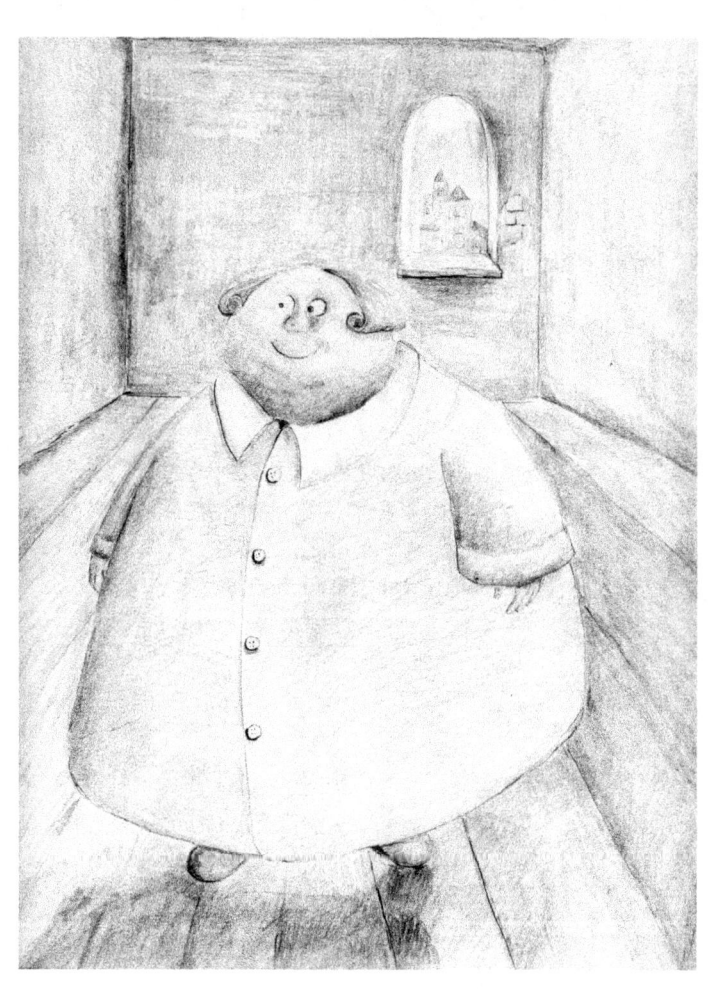

Capítulo 8

La Dieta para Revitalización

Como el envejecimiento funciona
y cómo ralentizarlo.

El envejecimiento de un organismo está causado por la pérdida del equilibrio interno y la armonía y, por lo tanto, aumenta significativamente el riesgo de infecciones y enfermedades. El envejecimiento perjudica las funciones básicas de las células, órganos y sistemas completos. También debilita el sistema inmunitario y perjudica su capacidad de combatir posibles enfermedades que causan patógenos.

Los factores ambientales y dietéticos pueden ser cruciales aquí. Al evitar o minimizar el impacto de las sustancias y hábitos dañinos, puedes directamente y positivamente aumentar tu longevidad. La definición de buena salud es simple – tu estado de ser depende completamente de la condición de tus órganos internos. La condición máxima física y mental necesita no solo la ausencia de enfermedad, sino también posiblemente la mayor funcionalidad de cada órgano. Esto requiere entrenamiento. Debes tener en cuenta el papel de la actividad física regular, el estilo de vida simple e higiénico y una dieta equilibrada y personalizada. Los beneficios saludables son notables en la función de todos los órganos. También tu inmunidad mejorará significativamente.

Los métodos principales de prevención, tratamiento y revitalización son:
- *kinesioterapia* – tratamiento terapéutico de ejercicio y masaje,
- *terapia dietética* – uso de dieta terapéutico,
- *ergoterapia* – uso de fuerza física y actividades en el tratamiento,
- *psicoterapia* – tiene como objetivo mejorar el bienestar y la salud mental de un individuo, resolver o mitigar comportamientos, creencias, compulsiones, pensamientos o emociones problemáticas y mejorar las relaciones y las habilidades sociales.
- *farmacoterapia* – el uso terapéutico de drogas medicales

Ejercicio = Salud = Vida

No es nada innovador - todo el mundo sabe que cualquier actividad física es buena para tu cuerpo y mente. Sin embargo, muchas personas aún no siguen este simple consejo. Te acabo de dar algunas reglas básicas y simples que debes seguir para mantener tu energía, salud y longevidad. Esta es también la fuente de poder esencial para que tu cuerpo funcione.

La actividad física es crucial para la función óptima del cuerpo. A medida que envejecemos, también tiene el poder de la revitalización. Las células del cuerpo y las neuronas deben ser estimuladas constantemente. La falta de estimulación provoca degeneración o incluso la muerte celular. La actividad física, por otro lado, provoca la dilatación de las arterias que conduce a un mejor suministro de sangre a todo el cuerpo. Todos los órganos corporales se vuelven más fuertes y más activos, especialmente el corazón y la circulación. ¡Los ejercicios simples diarios son cruciales y extremadamente importantes para el funcionamiento óptimo de tu corazón!

Incluso caminar diariamente ha demostrado que mejora la longevidad.

El poder de la naturaleza

Tu cuerpo es como nuestra Planeta Tierra: es muy sensible al agotamiento de sus fuentes naturales y a cualquier cosa que cambie artificialmente tu funcionamiento normal. Las personas que viven en armonía con la naturaleza son menos fáciles de experimentar cambios tan dañinos. Lo que más importa no es cómo te ves, sino cómo te sientes.

No hay una "receta" para un cuerpo perfecto, armonioso y hermoso. La edad y la forma del cuerpo realmente no deberían importar. Lo importante es cómo se siente tu cuerpo. ¿Realmente te estás buscando? ¿Eres capaz de leer y reaccionar a todos los "mensajes" de tu cuerpo? Solo así podrás disfrutar plenamente del espectro completo de los sentimientos y emociones.

La naturaleza quiere que experimentes placer, que puedas comunicarte con tu corazón y espíritu...y que a veces, ¿experimentes un poco de locura? Todo es natural. ¿Tienes la capacidad de sentir alegría y felicidad? ¿A veces te balanceas y bailas al ritmo de la música? Cuando lo haces, nada más importa.

En lugar de enfocarte en tu apariencia, pasa más tiempo pensando en lo que es más profundo: en tu alma, tu belleza interior natural. Las inseguridades y el miedo sobre la aceptación te están quitando la creatividad, te desmotivan y te hacen sentir insatisfecho. Eso no es lo que necesitas, ¿verdad?

Efectos del tratamiento de envejecimiento

Hay muchos métodos y medicamentos usados en la revitalización del cuerpo y a ralentizar el proceso de envejecimiento. Aquí hay efectos de algunos de estos tratamientos:
1. Prevención o incluso reducción de los efectos de aterosclerosis, dilación de las arterias, y el mejoramiento de la circulación de la sangre.
2. Impulsar la eliminación de sustancias nocivas como los productos de desecho de las células.
3. Destruir y eliminar células atrofiadas viejas y simultáneamente "movilizar" el cuerpo para regenerar y producir células nuevas y completamente funcionales.
4. Estimulación del sistema nervioso y mejorar el funcionamiento neural.
5. Contrarrestar las acciones perjudiciales de los radicales libres dañinos que circulan por el cuerpo.
6. Suministro al cuerpo todas las sustancias esenciales que le faltan: hormonas, vitaminas, ácidos nucleicos.
7. Reducción de los efectos de envejecimiento en el ADN.

Técnicas de Auto-terapia

La auto-terapia comienza en tu cabeza. Este es el increíble poder de nuestra propia mente y conciencia. Debes aprender a relajar tu cuerpo y concentrarte en toda tu psique en cada sesión de tratamiento.

Debes imaginar y visualizar tu problema de salud y luego concentrar toda tu mente en solucionarlo. Siente simpatía y amor por esa parte de tu cuerpo que lucha. Tienes que ser muy firme con todos tus pensamientos. Coloque una mano en el lugar que consideres enfermo y transfiera la energía positiva desde el exterior de tu cuerpo, desde tu entorno. Así es como se neutraliza lo que es malo adentro al traer algo bueno desde afuera. Mantén la calma, relajado y concentrado. Al relajar tu mente también estás permitiendo que tu sistema nervioso se calme y se relaje. Los mejores medicamentos que necesita son la fe, que tiene el poder de combatir la enfermedad, la esperanza de una recuperación total y el amor propio. Esta es una dosis de energía positiva que potenciará tu cuerpo y mente, y sin duda te llevará de regreso a la buena salud.

El auto-tratamiento utiliza la energía esencial de tres fuentes, que son los elementos vitales: aire, tierra y sol. Toda persona es capaz de absorber y usar este tipo de energía natural. Se convierte en un proceso completamente inconsciente. La energía que obtiene es del aire que respira, de la tierra al caminar y del sol por el simple contacto con la luz solar. Gracias a esto puedes mantener tu cuerpo y mente en armonía natural. Al llenar tu aura con esta energía vital, la está suministrando a cada célula de tu cuerpo. Mientras purificas tu alma, también estás curando tu cuerpo.

Para encontrar tu salud y felicidad, primero necesitas encontrar tu harmonía.

¿Qué es dañino para tu cuerpo?

La civilización nos está trayendo muchos factores dañinos. Los enfrentas cada día. ¿Qué son ellos?

- Mala dieta y malos hábitos alimentarios,

- Falta de actividad física,

- Mal vestuario,

- Estimulación excesiva de los sentidos,

- Contaminación,

- Adicciones,

- Estrés y trabajar demasiado.

La hormona de la juventud

La hormona de la juventud – la dehidroepiandrosterona o androsteronas (DHEA) es producida por las glándulas suprarrenales. Cuando tu cuerpo no produce suficiente de esta sustancia, hay adelgazamiento de la piel, debilitamiento de los músculos y los tejidos conectivos se vuelven más frágiles. Además, la constitución en general cambia – se hace más difícil lidiar con el estrés y la tensión de los desafíos cotidianos. La voluntad de vivir se vuelve cada vez menos poderosa, al igual que muchas funciones corporales. La DHEA es crucial para tu cuerpo.

Los estudios demuestran que podemos controlar en algún nivel la producción de esta hormona. Su presencia y concentración dependen mucho del nivel de nuestra actividad física. Es por eso que algunas personas comienzan a envejecer más rápidamente justo después del comienzo de la jubilación. Si no tiene un buen plan para su vida después de la jubilación, esto es lo que sucederá.

Los ejercicios al aire libre son una buena oportunidad para suministrar oxígeno a tu cuerpo y estimular tu metabolismo. Una persona activa equivale a una persona feliz. Una larga vida no significa permanecer viejo por el mayor tiempo posible. Significa mantener a tu juventud el mayor tiempo posible. Si pudieras preguntarles a algunas de las personas de 100 años sobre su pasado, puedes estar seguro de que nunca escucharás nada acerca de la desaceleración después de cumplir 50 años.

Para resumir: Quédate activo para mantener tu juventud.

Kinesioterapia

Este método se basa en curar y prevenir enfermedades mediante ejercicio físico y masajes. El uso de la kinesioterapia puede recuperar las habilidades físicas que creías perdidas hace muchos años. Hace que volver a la actividad física sea más fácil y evita que se desarrollen hábitos incorrectos en tu movimiento. También protege contra la degeneración prematura del esqueleto y el sistema muscular. Por lo tanto, se pueden prevenir muchas complicaciones de los sistemas circulatorio y respiratorio. Todos estos beneficios se derivan solo de estar activos.

La kinesioterapia no solo se usa en la recuperación de muchas lesiones musculares, disfunción o dolor, sino también después de accidentes cerebrovasculares (derrames cerebrales), ataques cardíacos, algunas enfermedades del sistema respiratorio como la fibrosis quística, problemas reumáticos y en la recuperación después de muchas cirugías. A veces, se puede usar como un tratamiento independiente y, a veces, como una adición a otros métodos. Cuando sea necesario, la kinesioterapia se puede usar tanto antes como después de la cirugía. En cualquier caso, es importante recordar continuar otros métodos junto con la kinesioterapia, si se recomiendan.

Ejercicio físico

El ejercicio regular puede ayudarte con la digestión y el metabolismo, eliminando toxinas no deseadas y productos de desecho de tu cuerpo y, por supuesto, manteniendo tus músculos en buena forma. Existen profundas ventajas de un apropiado ejercicio para la edad y el acondicionamiento de todos. Eso es un hecho. Lo más importante aquí es mantenerse disciplinado y hacer ejercicio regularmente. Un buen método para seleccionar la intensidad adecuada para ti es utilizar la mitad de tu capacidad. Si te cansas rutinariamente después de 40 minutos de carrera, entonces una duración perfecta de entrenamiento sería de 20 minutos. Con frecuencia, cuando las personas pierden su motivación después de los primeros días de actividad física, simplemente se dan por vencidas. Para evitar esa situación, invita a alguien motivado a hacer ejercicio contigo: tu pareja, amigo o vecino. ¿No es más fácil hacer del deporte una parte de tu rutina diaria cuando no estás solo con el desafío, especialmente la primera vez? Recuerda hacer un poco de ejercicio todos los días, incluso si es solo por unos minutos. Por ejemplo, una caminata corta después de comer puede ayudarte con el proceso digestivo. Una caminata regular es un buen método para prevenir ataques cardíacos o derrames cerebrales. Las posibilidades de tales enfermedades se reducen en más del 40% para las personas activas. Los médicos respaldan universalmente el ejercicio como una forma de reducir los niveles de colesterol, presión arterial, peso corporal y azúcar en la sangre.

Hacer ejercicio es la clave para una vida larga y buena salud.

Las técnicas de respiración son importantes para el control de la mente y el cuerpo.

El empleo eficiente de oxígeno es una parte esencial de la respiración.

Al utilizar las técnicas adecuadas, puedes ralentizar el proceso de envejecimiento. En la mayoría de los estudios publicados, se ha demostrado que las personas activas viven entre 30 y 40 años más que las personas sedentarias. China es un buen ejemplo para todos nosotros a este respecto. Muchos chinos regularmente pasan algún tiempo todos los días respirando y realizando una serie de ejercicios de movimientos continuos que mejoran el equilibrio, fortalecen el cuerpo y reducen el estrés. Se dice que tal ejercicio puede mejorar la longevidad y el bienestar. Ciertamente, la tasa de personas mayores con cáncer es mucho más baja que en Europa y América del Norte. Cuando cualquier organismo envejece, cada vez más células sufren una disminución de la respiración oxidativa, lo que significa conseguir menos oxígeno. Esto conduce a muchas enfermedades, como diabetes, hipertensión, así como problemas circulatorios y del sistema digestivo.

Al respirar, todo el cuerpo recibe energía vital natural producida dentro de cada célula, que mantiene en marcha todos los procesos vivos. Mientras respiras, recuerda inhalar y exhalar por la nariz. Para los adultos, a diferencia de los bebés, la respiración bucal no es saludable. La respiración bucal en adultos generalmente implica algún problema con las fosas nasales o los senos paranasales. Nunca hables mientras comes. La respiración y la digestión están conectadas entre sí y deben ser saboreadas y respetadas, no interrumpidas por un discurso persistente. De esta manera, estarás más satisfecho con los platos más pequeños y nutritivos y evitarás comer en exceso innecesariamente.

Cuando se utiliza la técnica de respiración adecuada, la inhalación debe durar el doble que la exhalación. Contener la respiración de manera consciente periódicamente, te ayudará a maximizar la entrega de más oxígeno a cada célula. Tus glándulas endocrinas funcionarán mejor, tus latidos cardíacos serán más regulares y potentes, y tu sangre estará mejor saturada de oxígeno.

¡Empieza ahora! Empecemos a practicar algunos ejercicios de respiración desde el primer día. ¡También puedes notar alguna pérdida de peso! Si solo practicas 10-15 minutos diariamente tu adecuada técnica de respiración, puede y va a traerte cambios increíbles. Estos minutos se invierten bien y pueden agregar más años a tu vida. No es un gran esfuerzo, cuando se producen dividendos tan grandes.

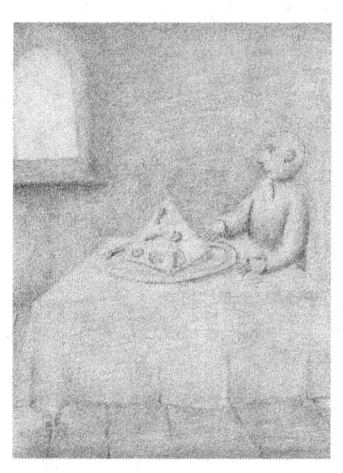

Date suficiente tiempo para
experimentar la naturaleza,
sentir su efecto curativo
y notar su refrescante belleza.
Sin experimentar la naturaleza, tu cuerpo
y también tu mente se enfermarán.

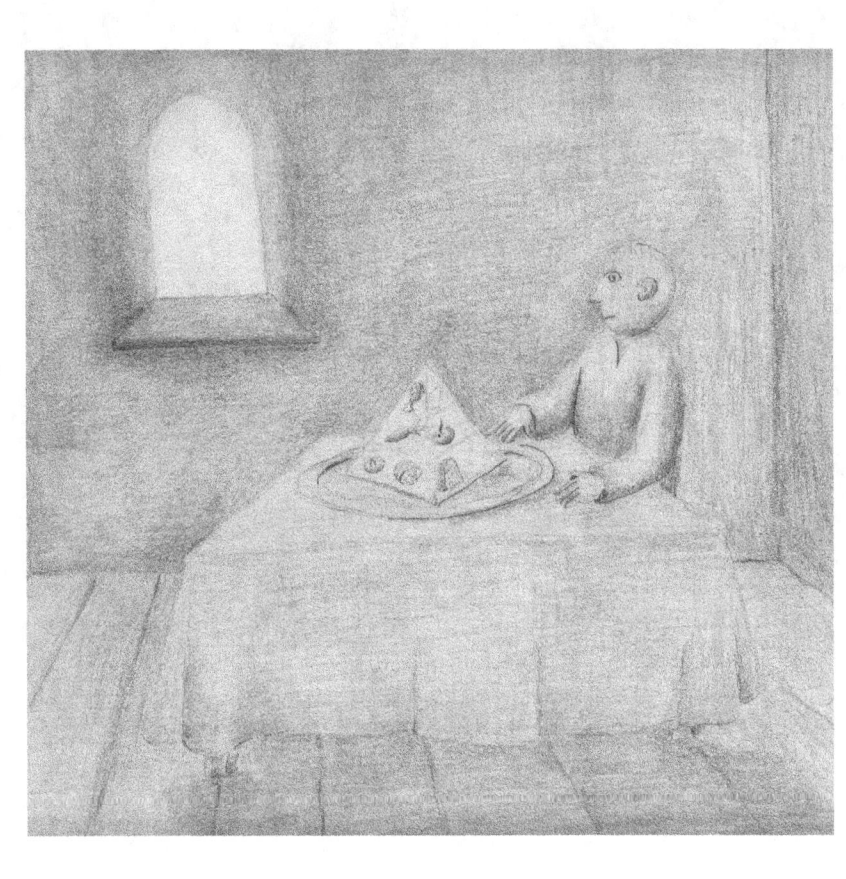

Capítulo 9
Hábitos alimentarios saludables

¿Cuántas veces has escuchado este dicho común: "Eres lo que comes"? Lo que es cierto es que lo que comemos realmente afecta nuestra salud, estado de ánimo e incluso felicidad. Fue el padre de la medicina moderna, Hipócrates, quien dijo: "haz que tu comida sea tu cura".

Cuando planificas tus platos saludables, recuerda siempre que sea lo más vegetal posible y evita los alimentos procesados a todo costo. También debe ser lo más natural posible. Los alimentos ricos en proteínas animales como la leche, los yogures, el queso o el pescado deben ser solo una adición a tu dieta. La carne debe evitarse sin falta.

La dieta macrobiótica fue popularizada en Europa por un filósofo japonés: George Oshawa. Basó su trabajo en los estudios de los monjes del Lejano Oriente. Escribió más de 3000 libros promoviendo un estilo de vida pacífico y rodeándose de productos y materiales naturales como el algodón y la madera. Gracias a esta dieta, se curó de tuberculosis y se mantuvo en buena salud durante muchos años. Macrobiótico literalmente significa gran vida (macro - grande, bio - vida). Esta dieta se enfoca en alimentos disponibles localmente, como trigo natural, frutas, legumbres y verduras, y no sigue reglas nutricionales rígidas, lo que se considera innecesario. Los seguidores de la dieta macrobiótica evitan por completo comer carne, leche o cualquier producto lácteo.

La dieta macrobiótica

El componente más importante de esta dieta en particular es el trigo integral, que debería constituir incluso la mitad de todos los carbohidratos consumidos diariamente. Podría ser, por ejemplo, arroz integral, varios granos, como avena o maíz. Una comida al día debe contener solo vegetales frescos, cocidos y cultivados naturalmente, que incluya algunas plantas leguminosas como frijoles, garbanzos o guisantes. La mejor estrategia es usar frutas y verduras de temporada. Si te gustan las sopas, puedes beber un máximo de 2 tazas al día. Dos o tres veces por semana debes comer algas y pescado blanco como bacalao, platija, halibut, lenguado o lubina.

Los platos macrobióticos se pueden preparar al vapor, hervir, asar en el horno o freír con aceites sin refinar. Menores duraciones de calentamiento son mejores. Cuando hace frío afuera, es bueno comer tres platos calientes. Las sugerencias de invierno son: sopa de miso, salsa shoyu, y lenguado en aceite de oliva.

Las bebidas siempre deben prepararse con agua natural o de manantial. No se debe beber demasiado, solo lo suficiente para calmar la sed. Recuera que, si tienes ciertas afecciones cardíacas o renales, demasiada agua puede ser dañina. El café de achicoria y el té de hierbas son muy recomendables. Debe evitar el té negro y el café fuertes, las bebidas gaseosas, los refrescos y el alcohol. En lugar de sudores y dulces, elije comer frutas, semillas y nueces.

La dieta Macrobiótica está basada en las temporadas.

En la primavera deberías comer:
- La comida que te den energía,
- Brotes, semillas, alimentos ligeramente fermentados, verduras verdes frescas,
- Platos ligeramente cocidos o al vapor.

El verano representa:
- Platos menos calóricos y llenos de energía,
- Muchas verduras verdes, maíz tierno, frutas, y calabaza,
- Los platos deberían ser principalmente al vapor o sancochado.

La comida de otoño tiene que ver con:
- Comida que te trae energía,
- raíces, calabaza, frijoles, y trigo.

En el invierno es mejor comer:
- Bandejas calientes que te den energía,
- Verduras redondas, verduras conservadas en vinagre y marinadas, raíces,
- un poco más de pescado, aceite de oliva, y sal.

Purificación del cuerpo

El estado interno de nuestros órganos se refleja también en tu apariencia. Tu salud depende de las condiciones de trabajo de sus intestinos, porque aquí es donde todos los nutrientes son absorbidos por nuestros cuerpos y si no tenemos cuidado con las toxinas también. Un adulto promedio produce 16-30 libras de fecalitos en los intestinos. Los alimentos no digeridos pueden producir toxinas y sustancias cancerígenas, que pueden causar tumores localmente o diseminarse por todo el cuerpo y asentarse de forma remota para crear enfermedades. Una conclusión inevitable es que estos procesos pueden conducir tarde o temprano a la salud o la enfermedad, según nuestras elecciones.

Al caer en una dieta dañina, podemos crear el ambiente perfecto para que aparezcan y crezcan enfermedades. Los productos metabólicos dentro del cuerpo producen toxinas que pueden dañar nuestros órganos. Intuitivamente, por lo tanto, un conjunto de intestinos "limpios" significa un cuerpo más saludable.

Hay tantos métodos diferentes de desintoxicación. El ayuno intermitente es uno de ellos. Puedes encontrar muchos tipos de ayunos diferentes. Algunos de ellos son muy estrictos y, si bien son rápidos y efectivos, deben controlarse cuidadosamente. Este tipo de ayunos se prohíbe comer sólidos completamente. La dieta se limita solo al agua y las hierbas. Otras dietas líquidas se basan en jugos vegetales. Las dietas líquidas más suaves se basan en jugos de frutas. La duración del ayuno depende de muchos factores, como la condición y el estado general de salud del paciente, la estación (ayuno más largo en verano, más corto en invierno).

Una dieta equilibrada

Es muy importante recordar implementar una dieta adecuada y equilibrada. Incluso un alimento de alta calidad ingerido en proporciones incorrectas, puede causar el deterioro de tu cuerpo a través de toxinas metabólicas.

¿Sabías que es totalmente incorrecto mezclar tipos de alimentos energéticos con "constructores"? Por otro lado, debes mezclarlos con alimentos que apoyen y desarrollen tu inmunidad.

Hagamos que sea más fácil de entender dándote una pequeña explicación. La comida energética es obviamente todo lo que es dulce, pero ciertos alimentos ácidos y todos los granos también ofrecen energía. Por ejemplo – miel, jarabe de arce, papas, guisantes, frijoles, maíz, arroz, etc.

La comida también es un material de construcción para tu cuerpo. En esta categoría de alimentos constructores, se incluye principalmente proteínas, obtenidas de nueces, legumbres, productos lácteos, pescado y carne.

¿Qué tipo de comida puede apoyar tu inmunidad? Todos los vegetales sin almidón – zanahorias, remolachas, coles de Bruselas, coliflor, achicoria, ensaladas, brócoli, cebolla, ajo, pimiento rojo, pepinos, judías verdes, y rábanos. También podemos agregar aquí algunos aceites vegetales.

Tres reglas para una dieta saludable:

1. Nunca mezclar carbohidratos con proteínas.

Carbohidratos:	Vegetales:	Proteínas:
Pan, rollos, arroz, cereales, todos los productos basados en harina. La digestión de estos alimentos toma 1 a 3 horas.	Si son escaldados, toma alrededor de dos horas para digerir. Hasta 4 horas para las que están crudas.	Carne, pescado, legumbres, fríjoles, nueces, huevos, comida del mar, lácteos. La digestión toma de 5 a 7 h.

Tenga en cuenta la importancia de comer cada alimento en el orden correcto. Primero carbohidratos, luego verduras y proteínas al final. Si no tienes ganas de comer proteínas, intenta nuevamente después de 1-2 horas, cuando sientes hambre nuevamente. Recuerda: trata de no mezclar más de dos tipos de proteínas en una bandeja.

2. No bebas mientras comes

La última bebida previo a comer debe ser al menos 30 minutos antes. No bebas mientras comes y 2 horas después de comer si puedes evitarlo. ¿Qué beber entonces? Té herbal o de frutas hecho de rosa mosqueta, hibisco, cereza, bayas, aronia, frambuesas, etc.

3. No mezcles frutas con nada

Las frutas deben comerse con el estómago vacío, lo que no significa solo por la mañana, sino también entre comidas o como refrigerios. La mayoría de las frutas serán sabrosas si son escaldadas con un poco de jengibre, cardamomo y clavo. Puedes agregar algunas frutas secas. Después de escaldar agrega un poco de aceite de lino. Al final, agrega un poco de semillas – un tipo diferente cada día para aumentar la ingesta nutricional de ácidos grasos omega 3.

Como cambiar tus incorrectos hábitos alimentarios:

1. Nunca mezcles alimentos ricos en grasa con alimentos agrios.
2. No trates la fruta como un postre.
3. Trata de evitar mezclar carne con lácteos.
4. No mezcles papas, arroz y grañones. Los grañones son los granos descascarados de varios granos cereales, como avena, trigo, centeno y cebada. Los grañones son granos enteros que incluyen el germen de cereal y la porción rica en fibra del salvado en el grano.
5. Nunca bebas mientras comes.
6. Después de un plato caliente, nunca tomes bebidas frías.
7. Trata de no comer demasiado. Termina el plato antes de que sientes lleno ¡Esto no significa que vas a pasar hambre!
8. Trata de cocinar o escaldar verduras. Recuerda masticar con cuidado las que están crudas.
9. No comas entre comidas.
10. Nunca mezcles frutas con leche.
11. Si te gusta el té – tómalo 30 minutos antes de la comida o después de ella.
12. No comas cuando no tengas ganas de hacerlo, o si no te gusta la comida que fue servida.
13. Trata de comer tantos platos calientes como sea posible – especialmente en la mañana.
14. No te asustes con la grasa. Si tu médico no te ha prohibido consumirla – tu cuerpo la necesita.
15. No mezcles alimentos grasientos con carbohidratos.
16. **Come solo cuando sientas hambre.**
17. No trates de seguir solo una dieta o siempre la misma – la diete tiene que ser una elección flexible dependiendo de tus actuales condiciones del cuerpo. Ninguna dieta es perfecta para todos.

Reglas para personas con un metabolismo rápido

Las personas con un metabolismo más rápido necesitan menos tiempo para absorber y usar nutrientes para producir energía. A veces eso puede causar problemas para mantener un alto nivel de energía durante todo el día. Estas personas a menudo son más capaces de comer entre comidas. Los refrigerios saludables entre comidas pueden evitar comer en exceso e ingerir los alimentos equivocados en horas no deseadas.

¿Cómo reconocer un metabolismo rápido? Aquí hay algunos indicadores:
- Una temperatura un poco aumentada que normal,
- Hiperactividad,
- Presión arterial alta,
- Facilidad para sudar con esfuerza o incremento de temperatura,
- Aumento de peso corporal, especialmente en los brazos y hombros.

Es importante personalizar la cantidad de nutrientes necesarios en una dieta. Un metabolismo más rápido puede conducir a ciertos tipos de estrés, irritación, debilitamiento del sistema inmunitario y cansancio.

10 hechos importantes sobre la nutrición que debes saber:

1. La dieta rica en grasas saturadas, carbohidratos refinados y sal puede aumentar la posibilidad de presión arterial, diabetes, enfermedades cardíacas y vasculares

2. Aproximadamente el 30% del cáncer puede prevenirse solo por seguir la dieta adecuada. Una dieta rica en fibra y granos integrales, que minimiza la cantidad de grasas (particularmente grasa animal) puede reducir las posibilidades de muchos tipos de cáncer.

3. La dieta con una gran cantidad de grasa, azúcar y sal causa un aumento en el peso corporal y, como resultado, obesidad. El sobrepeso está provocando muchos problemas cardíacos, diabetes y cáncer. Además, invariablemente promueve la sensación de agotamiento, baja autoestima y mal estado físico y mental. Las personas obesas no son necesariamente personas felices.

4. Las dietas poco saludables pueden afectar tu mente, alterar las emociones y la mentalidad, incluso provocar depresión o intensificar los síntomas del síndrome premenstrual, los miedos, la ansiedad y comer compulsivamente.

5. Los alimentos procesados con demasiados ingredientes artificiales, conservantes y azúcar refinada pueden ser una de las razones de los problemas de concentración, ansiedad excesiva, irritación e incluso agresión. Bajos niveles de nutrientes esenciales en los alimentos procesados, p. ej. el cromo puede provocar enfermedades - los niveles de cromo son cruciales para controlar los niveles de azúcar en la sangre. Los alimentos procesados también pueden desempeñar un papel en el desarrollo de la enfermedad inflamatoria intestinal, también conocida como enfermedad de Crohn o colitis ulcerosa. Esta vez, el culpable es un tipo de aditivo químico llamado emulsionante, que se utiliza para extender la vida útil y ayudar a mantener la forma o textura de los alimentos.

6. No suministrar al cuerpo suficiente calcio (uno de los nutrientes más básicos, necesarios para la fortaleza y el funcionamiento de nuestro esqueleto) puede aumentar el riesgo de osteoporosis y fracturas.

7. Una dieta con una baja cantidad de nutrientes básicos es muy poco saludable para el hígado. Este órgano es una parte importante del proceso digestivo y ayuda al intestino a absorber las vitaminas, grasas y minerales esenciales. No puedes estar sano si tu hígado también tiene problemas. Si tu dieta es rica en grasas saturadas y alcohol, se puede provocar enfermedades hepáticas graves e incluso cirrosis o insuficiencia hepática. La enfermedad del hígado también puede afectar tus riñones.

8. Comer demasiado azúcar finalmente puede conducir a un alto nivel de azúcar en la sangre y diabetes. Los síntomas de advertencia de la diabetes incluyen sed constante, necesidad frecuente de orinar, problemas de visión, agotamiento y debilitamiento de la inmunidad.

9. Las dietas con elementos nutricionales inadecuados pueden debilitar gravemente el sistema inmunitario. La capacidad del sistema inmunitario para proteger la función de tu cuerpo contra factores externos como infecciones, cáncer interno y enfermedades inflamatorias o autoinmunes disminuiría considerablemente. Otra razón más para preocuparte por una dieta adecuadamente equilibrada.

10. ¡Recuerda mantenerte fuerte y resistente para evitar comer en exceso y comportamientos alimentarios poco saludables!

Entonces, ¿qué debemos tratar de comer? Aquí tienes algunos consejos:

1. Toma agua tibia cada mañana.
El agua tibia que se consume con el estómago vacío ayuda a tu sistema digestivo y a tus órganos a eluir y eliminar todos los subproductos innecesarios de los alimentos del día anterior.

2. Enjuágate, hidrate, pero no te ahogues.
Tu estómago no necesita mucha agua a la vez. Cuando bebes durante una comida, estás diluyendo el ácido gástrico, lo que puede conducir a una digestión menos eficiente. Por eso es tan importante beber al menos 30 minutos antes y después de una comida.

3. Mastica con cuidado.
Siempre mastica despacio y con cuidado. Saborea cada bocado, y no te apresures. Intenta sentir la textura y el sabor de cada pieza de comida que estás comiendo. El proceso digestivo comienza en la boca al morder y mezclar los alimentos con la saliva. Este proceso luego activa el resto de tu tracto intestinal. Cuanto mejor se haga el primer paso, más fácil será todo el proceso. Esto es precisamente la forma de maximizar la cantidad de nutrientes absorbidos que dan salud. Comer despacio con deliberación y disfrutar el proceso promueve la saciedad y el disfrute de los alimentos y previene el exceso de comida, la hinchazón o la indigestión.

4. Come en paz.
Tu cuerpo no puede digerir adecuadamente cuando está nervioso, estresado o con mucha prisa. Si lo necesitas, tómate unos minutos antes de comer para relajarte, reduce la velocidad y prepara tu cuerpo para ello. Comer debe ser saboreado como un momento tranquilo y feliz en nuestras vidas.

5. Ni demasiado caliente, ni demasiado frio.
La temperatura de los alimentos afecta a todos los órganos del tracto digestivo. Las bebidas heladas son perjudiciales para la digestión. Los alimentos excesivamente calientes no son mejores – el calor puede quemar la mucosa de la boca o del estómago. ¿Sabías que quemarte la lengua causa una pérdida lenta en la función de tus papilas gustativas? Idealmente, la comida se toma mejor a temperatura ambiente, no demasiado fría, pero tampoco demasiado caliente.

6. Decora tu plato.
Cuando tú ves tu comida, la hueles o incluso piensas en ella, tu cerebro está enviando inmediatamente las señales a tus glándulas salivales para comenzar a producir saliva. Al hacer que los alimentos se vean, sepan y huelan atractivos, ya está estimulando los procesos que hacen que tu digestión sea más efectiva.

7. Lee las señales de tu cuerpo.
Es importante tener en cuenta lo que realmente quieres comer. Si realmente anhelas comer algo, ¡cómelo! Tal vez tu cuerpo esté tratando de decirte que necesita los nutrientes contenidos en este producto en particular. Por supuesto, esto no promueve el consumo excesivo de galletas, dulces y bocadillos. Se trata más de frutas y verduras o hierbas. Deja que tu cuerpo y tu mente te guíen en la tienda. ¿Se ve algo bien, se siente o huele agradable? ¡Consíguelo!

8. Recuerda el desayuno
– podría ser la comida más importante del día.
Siempre come un desayuno saludable y suficiente. La mañana es un momento en que tu digestión tiene la mayor parte de su poder. Todo tu tracto digestivo está listo para funcionar. Si omites tu comida de la mañana con frecuencia, tus niveles de energía pueden disminuir temprano en el día, por lo que mantener una dieta equilibrada de comidas pequeñas y saludables puede ser importante para controlar el peso y el apetito también. No tienes que comer un desayuno enorme. Solo asegúrate de que sea nutritivo – una fruta fresca, avena o gachas.

9. No comes por la noche.
Tu última comida se debe comer alrededor de dos horas antes de acostarte. Comer demasiado tarde puede estresar tu sistema digestivo. Si te vas a dormir con el estómago lleno, la digestión adecuada y la absorción de los alimentos se verá afectada. Comer a altas horas de la noche puede provocar varios riesgos para la salud, como un aumento en los niveles de azúcar en la sangre, enfermedades cardíacas, obesidad y acidez. Básicamente, cuanto más tarde comas, menos estará tu cuerpo preparado para dormir, lo que también puede tener efectos adversos en tu memoria y eficiencia para el día siguiente.

10. Cuida de tus riñones.
Los riñones son órganos extremadamente importantes, cruciales para tu vitalidad. Al final del día, tómate un minuto para un pequeño masaje. Coloque las manos sobre la espalda, debajo de la cintura, pero sobre las nalgas. Imagina el calor y la luz saliendo de tus manos. Así es como se imparte algo de energía mediante el pensamiento consciente. Luego, masajea el área. Bebe líquidos adecuados - mantente hidratado.

11. Vete a dormir más temprano.
Obtén un sueño adecuado que puede variar entre 6 y 8 horas por noche para la mayoría de las personas. Cuanto más a menudo duermas bien, mejor te sentirás al día siguiente. Acostarte alrededor de las 11 ya es demasiado tarde – los procesos de curación y purificación de tu cuerpo serán ineficaces y te sentirás cansado y apático.

12. Solo sé.
Tómate 5 minutos todos los días para "simplemente existir conscientemente". Tómate tu tiempo para calmarte, reducir la velocidad y alejarte por un momento de tu vida ocupada y de todo el ajetreo. No pienses demasiado, solo sé y deja que sea. Cierra los ojos y concéntrate en tu cuerpo. Estos 5 minutos te ayudarán a mantener tu armonía por el resto del día.

Análisis de algunos elementos y nutrientes esenciales

Nutriente	Fuente
Calcio	leche, queso, yema de huevo, mariscos, chocolate, higos, guisantes, fríjoles, yogur,
Fósforo	lácteos, carne, pescado, nueces, legumbres,
Hierro	carne, mariscos, yema de huevo, legumbres, nueces, trigo, champiñones, semillas,
Yodo	sal yodada, comida del mar, aceite de hígado de bacalao,
Cobre	huevos, harina integral, fríjoles, remolachas, tomates, espinacas, espárragos,
Sodio	sal, pescado, queso,
Potasio	legumbres, nueces, todas las verduras y frutas,
Magnesio	legumbres, productos integrales, vegetales verdes, nueces, albaricoques, higos, bananos, cacao,

Azufre	res, cordero, pescado, pollo, huevos, queso, fríjoles,
Zinc	carne, pescado, ostras, huevos, levadura, verduras, semillas de girasol y calabaza,
Selenio	ajo, melaza, sal, nueces, maíz, guisantes, semillas de girasol,
Manganeso	semillas, nueces, ensaladas, té,
Cobalto	remolachas,
Cromo	levadura, brócoli, jugo de uva, comida del mar,
Molibdeno	levadura, coliflor, arroz, espinacas, legumbres,

Desde hace más de 30 años, en todo el mundo, los científicos han estado trabajando para probar los beneficios de estos elementales nutrientes. La cantidad de estos en el cuerpo humano puede afectar la posibilidad de desarrollar enfermedades y mejorar la identificación de las tendencias de estas mismas, apoyar métodos terapéuticos, y aclarar perturbaciones en muchas enfermedades patológicas. En base a este tipo de análisis, los médicos pueden personalizar tu dieta y tus suplementos farmacéuticos.

Proporciones correctas y equilibrio de algunos nutrientes

Zinc a cobre
El zinc y el cobre son muy importantes para tu cuerpo. Afectan de cerca la producción de esteroides sexuales. La proporción incorrecta entre estos dos puede afectar la función de estas sustancias. ¿Qué puede pasar? Demasiado o muy poco de estos esteroides sexuales causa problemas. La deficiencia de esteroides sexuales puede provocar osteoporosis, también síntomas de síndrome premenstrual y menopausia.

Hierro a cobre
La cantidad de estos dos metales y su relación mutua es importante para la regulación de la producción de glóbulos rojos. La alteración en la cantidad (exceso o deficiencia) o en la relación relativa de estos metales puede causar anemia, enfermedad hepática, problemas musculo-esqueléticos, etc.

Hierro a cobalto
El cobalto "compite" con el hierro por el acceso a los glóbulos blancos. La baja concentración de hierro puede causar un aumento en la cantidad de cobalto de órganos, especialmente en la tiroides. Esto puede afectar el metabolismo y causar diarrea y problemas cardíacos.

Sodio a potasio
Esta relación es crucial para que las glándulas suprarrenales funcionen bien. La proporción incorrecta puede afectar la forma en que el cuerpo reacciona al estrés.

Calcio a hierro
La proporción mutua aquí es crucial para el metabolismo del hierro en el cuerpo. Una proporción inadecuada puede causar anemia.

Cobre a molibdeno
El molibdeno interactúa activamente con otros elementos. Los dos son antagónicos: una proporción incorrecta entre estos elementos puede exacerbar la escasez de cualquiera de estos elementos.

Calcio a potasio
La tiroides es un órgano controlado por la proporción de estos dos elementos. Si la proporción es demasiado alta, esto puede afectar el trabajo de la tiroides y la producción de sus hormonas.

Calcio a fósforo
El fósforo es necesario para el proceso de producción de energía en todas las células del cuerpo. El desarreglo en las proporciones relativas de cobre y fósforo, y el agotamiento del fósforo pueden afectar el metabolismo y causar debilitamiento de la resistencia ósea, raquitismo e incluso cálculos renales. La absorción de estos elementos está controlada por la función renal y las hormonas como la hormona paratiroidea.

Síntesis de minerales

Los minerales son los elementos más básicos del mundo que nos rodea y de nosotros mismos. El nitrógeno (N), el oxígeno (O), el hidrógeno (H) y el carbono (C) son los materiales de construcción de todas las sustancias orgánicas y organismos vivos. Son los elementos de proteínas, carbohidratos, grasas y vitaminas.

Alrededor del 30% de todos los 140 elementos son los materiales cruciales de un esqueleto humano y tejidos blandos. También son extremadamente importantes para la mayoría de las funciones del cuerpo, como la coagulación de la sangre, la transferencia de oxígeno a las células o la activación de enzimas y hormonas biológicas.

Podemos dividir todos los elementos en 3 grupos:
- elementos esenciales para las funciones vitales,
- los neutrales – organismos pueden funcionar con o sin ellos,
- elementos tóxicos – los que tienen un impacto negativo en el cuerpo.

Macro-elementos (minerales) cuya concentración en los fluidos corporales y tejidos alcanza más de 1µg/g. Algunos de estos macroelementos son el cloro, fósforo, magnesio, potasio, sodio, y calcio.

Micro-elementos (oligoelementos) cuya concentración en el cuerpo es inferior a 1ug/g. Por ejemplo, arsénico, cromo, peltre, zinc, flúor, yodo, cobalto, litio, manganeso, molibdeno, níquel, selenio, vanadio y hierro.

Los elementos tóxicos pueden ser elementos nutricionalmente beneficiosos en pequeñas cantidades y tóxicos en cantidades excesivas. Estos son principalmente aluminio, mercurio, cadmio y plomo.

La peligrosidad de los elementos depende de dos factores: la concentración y la dosis del elemento y cuánto tiempo estuvo expuesto el organismo a su impacto. La inmunidad y la capacidad de eliminar las sustancias no deseadas también es importante aquí. Esto a su vez depende de la condición de los riñones, el hígado y el tracto digestivo completo. Si el cuerpo goza de buena salud y condición, puede defenderse y recuperarse rápidamente de cualquier impacto dañino. Las vitaminas son a menudo un buen apoyo en este tipo de acción para el cuerpo.

Las sustancias tóxicas a menudo se acumulan en el hígado, los riñones y el páncreas. También pueden acumularse en otros tejidos del cuerpo: huesos, tejidos cerebrales y cabello.

El nivel de presencia de elementos tóxicos se puede evaluar fácilmente mediante el análisis de fluidos corporales como sangre, orina o líquido cefalorraquídeo, pero también directamente de muestras de tejido como el cabello o la piel. La concentración de muchos elementos depende directamente de la dieta y la exposición externa. El envenenamiento por plomo, por ejemplo, puede ser el resultado de beber agua que pasa a través de tuberías viejas de plomo. Por el contrario, pueden producirse efectos adversos a partir de niveles demasiado bajos de estos elementos y estos pueden ser visibles en la condición del cabello y las uñas donde el metabolismo y el crecimiento se ralentizan.

La concentración de minerales en el cuerpo depende de muchos factores: la calidad y cantidad de alimentos, la actividad física, la contaminación y contaminación del agua. Tu metabolismo está regulado por el sistema nervioso y las hormonas. El metabolismo de todo el cuerpo y muchas funciones vivas dependen de la cantidad de estos pequeños elementos — por lo tanto, ¡debemos prestarles atención!

Calcio

El calcio es necesario para muchos procesos en tu cuerpo. El calcio es crucial para la función del sistema nervioso y muscular. Reconocemos que el calcio es un material de construcción necesario para el esqueleto. También ayuda en la coagulación de la sangre, la activación de enzimas, el funcionamiento del corazón, los músculos y los nervios. Es una parte importante del proceso de curación de heridas y tiene funciones antialérgicas. La cantidad de calcio en el cuerpo es mucho mayor que la cantidad en cualquier otro elemento.
El calcio también afecta tus nervios, para controlar tu estado de ánimo, optimismo, motivación y armonía. Ya hemos enfatizado cuán importante es la armonía para tu salud y condición general.

Deficiencia de calcio
El déficit de calcio puede provocar calambres musculares, entumecimiento y hormigueo, dolor en las articulaciones, y pulso más lento. Luego de un tiempo, esto puede convertirse en problemas más graves como trastornos del ritmo cardíaco, hemorragia interna, trastornos del sueño, ataques de ansiedad y pánico, huesos frágiles, raquitismo y osteoporosis.

Dosis: El adulto promedio necesita aproximadamente 900mg de calcio cada día.

Sodio

El sodio es el catión más importante (ion positivo) del líquido extracelular del cuerpo. Una de sus funciones es mantener la presión osmótica correcta de los fluidos corporales y evitar que el cuerpo sufra una pérdida osmótica excesiva. El sodio es necesario para mantener los músculos y los tejidos celulares en buen estado. El sodio y el potasio son esenciales para el manejo de electrolitos y la homeostasis ácido-base. Los iones de sodio forman la base para transmitir señales eléctricas a lo largo y entre nervios.

Sodio excesivo
La dosificación excesiva de sal (sodio) puede provocar presión arterial alta, problemas de los vasos, diabetes, problemas renales, hepáticos y estomacales, un alto nivel de colesterol y agotamiento.

Dosis: El adulto necesita es alrededor de 575-625mg cada día.

Potasio

El potasio es un ion celular que controla la homeostasis correcta de los hidroelectrolitos. Es crucial para el funcionamiento de los sistemas nervioso y muscular.

Es el catión más importante del líquido extracelular. También es extremadamente importante para el corazón. Tiene muchas funciones para el metabolismo humano, por ejemplo, la biosíntesis de proteínas. Junto con el sodio, controla los electrolitos y la homeostasis ácido-base. Toma su papel en la transmisión de los estímulos. Está afectando el funcionamiento correcto de muchos órganos como el cerebro, el corazón y los músculos.

Deficiencia de potasio
Una cantidad demasiada baja de potasio en el cuerpo provocaría problemas con la digestión: diarrea o vómitos, problemas renales, hepáticos y estomacales o diabetes. El agotamiento del potasio puede aparecer con muchos síntomas: dolores de cabeza, dolor muscular, piel seca, irritación excesiva, desmayos, trastornos del sueño, calambres estomacales, acné, un tiempo largo de curación de heridas, problemas de latidos cardíacos, agotamiento, problemas de concentración, tiempo de reacción prolongado, y estreñimiento.

Dosis: El adulto promedio necesita aproximadamente de 3500 mg de potasio cada día.

Fósforo

El fósforo está presente en cada célula del cuerpo humano. Sin embargo, más del 80% del fósforo que aparece en los huesos se produce junto con el calcio. Es importante para el almacenamiento y la transmisión de energía. La proporción correcta entre fósforo y calcio afecta la absorción y digestión de otros elementos y el proceso de construcción de dientes, huesos, homeostasis ácido-base, cerebro y células nerviosas. El calcio y el fósforo también regulan y participan en la síntesis de los componentes básicos de nuestro cuerpo y de los ácidos nucleicos presentes en el ADN y el ARN.

Escasez de fósforo
Esto puede resultar en anemia, agotamiento de calcio en los huesos, problemas en la respiración, agotamiento, y trastornos del sistema nervioso.

Dosis: Dosis diario para un adulto es cerca de 700-900mg.

Zinc

El zinc tiene un papel básico para muchas funciones vitales. Como elemento de muchas enzimas, tiene lugar en el metabolismo de proteínas y carbohidratos. Esto es muy importante para el sistema reproductivo, especialmente para los hombres, y el proceso de desintoxicación metabólica. También evita que el cuerpo absorba cantidades excesivas de metales tóxicos.

Crucial para la síntesis de proteínas, metabolismo e inmunidad corporal, el zinc desempeña un papel en el mantenimiento del homeostasis de otros elementos como el manganeso, el selenio y el cobre.

Escasez
La escasez de zinc puede provocar: nictalopía (incapacidad para ver con poca luz), poco apetito, falta de motivación, erupción cutánea, temblor de manos, uñas quebradizas, pérdida de cabello, envejecimiento, inmunidad débil, ojos secos, depresión, movimiento y problemas para caminar, discapacidad del gusto, agotamiento, trastorno del crecimiento, y diabetes. La escasez de este elemento también puede empeorar la cantidad de arrugas de la piel. La deficiencia de zinc también afecta la producción de hormonas y enzimas.

Exceso de Zinc
Una sobredosis de zinc es tóxica para su cuerpo. Los síntomas comunes aquí son anemia y vómitos. La intoxicación por zinc es principalmente el efecto de comer algunas frutas y verduras que fueron rociadas con algunos productos químicos a base de zinc o almacenados en contenedores que contienen zinc.

Dosis Promedio: 15 mg/día para un adulto.

Magnesio

El magnesio es un elemento importante del metabolismo humano. Desempeña su papel en las contracciones de los músculos cardíacos y esqueléticos, y en el caso del corazón, ayuda a mantener un ritmo cardíaco regular. El magnesio es necesario para el proceso de coagulación sanguínea y la estabilización de las células sanguíneas. Afecta el sistema inmune, ayudando en el desarrollo del esqueleto. El magnesio tiene un papel bien conocido para promover la concentración y los procesos de aprendizaje, la relajación y combatir la ansiedad, los dolores de cabeza y los mareos. Es necesario para la absorción y síntesis de proteínas, azúcares, calcio, vitamina C, sodio y potasio. Por lo tanto, puede ser muy útil en la terapia de problemas nerviosos y depresión.

Escasez de magnesio
La escasez de magnesio provocaría temblores y calambres musculares, anemia, náuseas, vómitos, trastornos del ritmo cardíaco, depresión, irritación excesiva, ansiedad, alucinaciones y trastornos del sueño.

Dosis: La dosis diaria para un adulto es de aproximadamente 300 mg y es útil en personas con alto nivel de estrés, el consumo excesivo de alcohol o actividad física intensa. También se complementa con aquellos que toman diuréticos que causan su pérdida.

Hierro

El hierro es un elemento estructural de muchas enzimas corporales y participa en el control del proceso de oxidación-reducción en las células del cuerpo. El hierro es una parte básica de la hemoglobina, la mioglobina y muchas enzimas diferentes que son necesarias para la respiración celular. El hierro es necesario para la función adecuada del estómago, el hígado y muchos órganos diferentes. Controla las enzimas, las células sanguíneas, la respiración celular, la síntesis de hormonas, el crecimiento de los tejidos musculares, el corazón y el sistema inmunológico. También afecta la absorción y la función de otros elementos, especialmente los funcionalmente antagónicos, como el cadmio, el manganeso, el plomo y el zinc.

Escasez de hierro
Los resultados de la escasez de hierro son anemia, disnea, problemas de metabolismo y digestión, daño de los tejidos, agotamiento e incluso trastornos en el crecimiento psicológico de los niños.

Dosis: Un adulto promedio necesita 10-18mg de hierro cada día.

Cobre

El cobre es uno de los elementos más básicos de la sangre humana. Su concentración debe variar alrededor de 100-130 mg por 100 ml de sangre, y es mayor para las mujeres que para los hombres. No sorprende que el cobre sea necesario para el funcionamiento saludable de la circulación. También es importante para el sistema nervioso y la regeneración de los tejidos. El cobre apoya la regeneración celular en respuesta a las acciones dañinas de las especies reactivas de oxígeno. Activa las enzimas del cuerpo y ayuda en la absorción y el metabolismo del hierro. El cobre también es compatible con la función de las células cerebrales.

Escasez de cobre
Escasez de cobre resulta en anemia, dificultades en crecimiento y reproducción, migrañas, sistema circulatorio, y problemas de respiración celular.

Dosis: Dosis promedio diario es alrededor de 1.5-4mg.

Manganeso

El manganeso juega un papel en muchos procesos fisiológicos, como activador y regulador del metabolismo, especialmente el de la glucosa, los carbohidratos y las proteínas. También es uno de los elementos de las enzimas, pero no es necesario y puede reemplazarse por otro elemento, por ejemplo, magnesio. Es un elemento importante de los huesos, el sistema nervioso y el metabolismo de algunas vitaminas. Apoya la coagulación de la sangre y la regeneración de los tejidos. Como catalizador, ayuda con la digestión de las grasas y el colesterol. Hay muchas funciones y acciones que dependen del manganeso: actividad sexual, coloración del cabello, función enzimática, respiración celular, nivel correcto de azúcar en la sangre, producción de hormonas. El manganeso ayuda a prevenir la deformación y fractura ósea y apoya la coordinación del movimiento del cuerpo.

Deficiencia de manganeso
Las cantidades inadecuadas de manganeso corporal pueden provocar articulaciones dolorosas, baja libido, pesimismo, problemas de audición, piel seca, pérdida de peso, agotamiento, problemas de visión, diabetes, mareos.

Dosis: 2.5 - 6 mg/día para el adulto promedio.

Selenio

El selenio es uno de los micro-elementos más importantes y debe proporcionarse dentro de la dieta. Se puede encontrarlo en trigo, huevos, carne, lácteos, y mariscos. Tenemos que darnos cuenta de que no todo tipo de selenio es fácil de absorber o bueno para nuestro cuerpo. La mejor fuente de selenio es de levadura. Para absorber el selenio se necesitarán proteínas y vitaminas. El selenio es importante para prevenir el envejecimiento celular y apoyar el sistema enzimático. También protege las células y los tejidos del daño causado por las especies reactivas de oxígeno ("estrés oxidativo"). El selenio mejora el sistema inmunológico y la función tiroidea. Puede reducir las posibilidades de enfermedad reumática y otras articulaciones. Para los hombres, el selenio es importante para la salud prostática y para mejorar la libido y la actividad sexual.

¡El selenio puede incluso retrasar el desarrollo del cáncer de próstata!

Deficiencia de selenio
síntomas de la escasez de selenio son piel pálida, dolor muscular y articular, uñas quebradizas, envejecimiento rápido, inmunidad débil, problemas de latidos cardíacos y problemas de visión.

Dosis: Dosis promedio diario es alrededor de 60ug para mujeres and 70μg para hombres.

Literatura suplementaria recomendada

Campbell T. Colin y Campbell II Thomas M., *Nowoczesne zasady odżywiania*, Galaktyka, Łódź 2011.
Celma AlexRovira, Trias de Bes Fernando, *Szczęście czy fart?* Amber, 2004.
Dobroń Grażyna, *Instrukcja samoobsługi człowieka*, Czarna Owca Warszawa, 2010.
Pinkola Estes Clarissa, *Biegnąca z wilkami*, Zysk i S-ka, Poznań 2001.
Exel Wolfgang, Dungl Willi, *Naturalne metody lecznicze*, Świat Książki, Varsovia 1995.
Gajer Paweł, *Radość Życia*, 2013.
Janus Ewa, *Bądź aniołem swojego życia*, Rawi, 2003.
Janus Andrzej, *Postawiłem na zdrowie Biosłone*, 2006.
Małachow Gienadij, *Samoleczenie i uzdrawianie*, ABA.
McKeith Gillian, *Jesteś tym, co jesz*, Dom Wydawniczy Rebis Poznań.
Mindell Dr Arnold, *Siła Ciszy*, Kos, Katowice 2007.
Morrison, Ayurveda Judith H., *Co robić, by czuć się dobrze*, Delta 199?.
Ornish Dean, *Miłość i przetrwanie*, Jacek Santorski&CO, Varsovia1998.
Pomorski Marian, *Długowieczność zależy od ciebie*, Marpo Kielce 1997.
Roach Gesze Michael, *Diamentowe ostrze*, Czerwony Słoń, Gdańsk 2000.
Schache Ruediger, *Magnetyzm serca*, Sonia Draga, Katowice 2009.
Schwartz David J., *Pozytywne myślenie drogą do sukcesu*, Bertelsman Media, Warszawa 2000.
Stone Gene, *Sekrety ludzi, którzy nie chorują*, Weldbild, Warszawa 2010. Tombak Michał,
Droga do zdrowia, Empresa Księgarska Serwis, Łódź 2008.
Wasmer Smith Linda, *Psychika i ciało*, Prószyński i S-ka, Varsovia 1998.
Wiśniewska-Roszkowska Kinga, Zgirski-Starość Alojzy, *Metabolizm, Rewitalizacja*, Państwowy Zakład Wydawnictw Lekarskich, Varsovia 1973.
Wiśniewska-Roszkowska Kinga, *Rewitalizacja i długowieczność*, Różdżkarz, Poznań 1990.

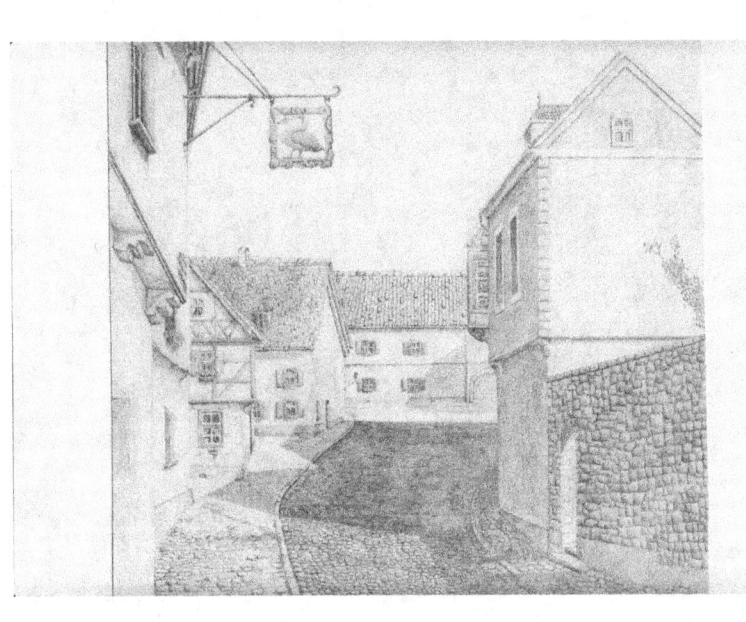

www.ingramcontent.com/pod-product-compliance
Lightning Source LLC
Chambersburg PA
CBHW051404290426
44108CB00015B/2147